聖マリアンナ医科大学病院看護部の

成果を導く目標管理の導入方法

学習する組織の創造

刊行にあたり

目標管理は，ゴールではない！

　目標管理の本を書きながら，「目標管理はゴールではない」なんて……と思われるかもしれません。しかし，目標管理はゴールではありません。それは，看護のゴールを手に入れるための方法なのです。

　私たちはこれまで方法論にとらわれ，何のためにするのか（目的）や，それらの実践によって得られた「看護の成果」（結果）を表現してきませんでした。アメリカのジャーナリスト，スザンヌ・ゴードンはこのようなこれまでの看護のあり方を「沈黙の集団」と言っています。そして，「今その沈黙を破り，社会にアピールしていくために必要なこと，それは『看護の成果』をしっかりと表現していくことである」と言っているのです。

　私たちは成果を生み出してこなかったのではなく，生み出した成果を伝える，書き残す，社会に訴えることをしてこなかったのです。医療・看護を取り巻く環境が大きく変化している今，それをしなければ今後生き残っていくことは難しい時代となっています。

成果を手にする！

　本書では，看護組織の目標管理の手法について詳しく述べています。今回は，かなり内部の事情までも書き入れました。しかし，読者の皆さんにお伝えしたいことは，それらの手法を効果あるものにするためには，組織のネットワーク，コミュニケーション能力，そして専門職集団として学習し続ける組織があってこそ成り立つということです。

　かく言うわが組織でも，変化が実感できるまでには数年を要しました。お互いが関心を持ち，小さな変化の兆しを見つけて目標管理のサイクルに乗せていく，このプロセスこそが最も重要な点ではないかと思います。

　「目標管理という方法を用いて自らが生み出した成果を実感できるようにしたい」そう思われた時，本書をそばに置いて役立てていただけたら，こんなにうれしいことはありません。

　最後に，やがて看護の成果が社会に次々と報告されることを期待して。

　2004年2月

聖マリアンナ医科大学病院
看護部長　陣田泰子

CONTENTS

第1章　ゴールを目指して（目的） …………………………… 5

1．変化に対応したマネジメント ………………………………………… 6
　　1　時代の変化に即応できる組織をつくる ………………………………… 7
　　2　現代の管理者に求められるもの ………………………………………… 7
　　3　看護部組織の理念と目標管理 …………………………………………… 9
　　4　理念達成に向けた仕組みをつくる ……………………………………… 9

第2章　成果を得るための方法 …………………………… 15

1．組織と成果責任 ………………………………………………………… 16
　　1　組織の戦略計画を立てる ………………………………………………… 17
　　2　組織行動学の視点 ………………………………………………………… 19
　　3　理念，目的，方針，目標に一貫性を持たせる ………………………… 19
　　4　成果責任（アカウンタビリティ）とは何か …………………………… 21
　　5　成果思考 …………………………………………………………………… 21
　　6　仕事と役割期待 …………………………………………………………… 23
　　7　暗黙知の仕事を明示知の仕事に変換させる …………………………… 23
　　8　職務別の成果領域の確認 ………………………………………………… 25

2．看護部における成果責任の設定 …………………………………… 26
　　1　トップダウンアプローチとボトムアップアプローチ ………………… 27
　　2　看護部長の成果責任 ……………………………………………………… 28
　　3　師長の成果責任 …………………………………………………………… 31
　　4　主任の成果責任 …………………………………………………………… 41
　　5　臨床指導者の成果責任 …………………………………………………… 42
　　6　スタッフの成果責任 ……………………………………………………… 43
　　7　委員会・看護単位（セクション）での成果責任 ……………………… 43

3．十字形チャートによる現状分析 …………………………………… 44
　　1　組織や個人の現状分析に役立つ ………………………………………… 45
　　2　十字形チャート …………………………………………………………… 45
　　3　分析を通して意思疎通も円滑 …………………………………………… 47
　　4　現状分析の視点 …………………………………………………………… 47
　　5　十字形チャート分析の実際 ……………………………………………… 49
　　6　「あるべき姿」の記入 …………………………………………………… 51
　　7　十字形チャートの特徴 …………………………………………………… 51

4. 目標設定の方法 ……………………………………… 52
 1 成果目標を表現する……………………………… 53
 2 優先順位の確認…………………………………… 53
 3 目標管理がうまく機能しない理由……………… 55
 4 成果目標とは……………………………………… 55
 5 評価レベルの設定………………………………… 57
 6 目標の質の確認…………………………………… 57

5. 目標アクションプランシートを用いた目標設定 ……… 60
 1 好循環と悪循環の目標サイクル………………… 61
 2 一貫性のある目標であること…………………… 61
 3 「思い出目標」とならないために ……………… 63
 4 目標アクションプランシートの記入方法……… 63
 5 目標管理の評価…………………………………… 69
 6 目標を評価し次期目標につなげる……………… 69

6. 看護単位（セクション）と目標管理 ………………… 71
 1 目標管理シート使用以前の目標設定…………… 72
 2 目標管理シートの導入…………………………… 72
 3 セクションにおける目標管理（救命救急センター事例）………… 73

7. 師長と目標管理
─コンピテンシー目標を用いて強みの発見，そして強化へ─ …… 96
 1 師長用コンピテンシー目標管理の要項………… 96
 2 師長の目標管理導入の経過……………………… 97
 3 A師長のコンピテンシー探し…………………… 97
 4 コンピテンシーを生かした管理をするために……… 105
 5 目標管理を強化するためのマネジメントコントロール………… 105
 6 目標管理を有効にするためのコンピテンシー………… 105
 7 十字形チャートで自分の姿を見る……………… 107
 8 セクションの目標管理を有効にするための
   個人コンピテンシー目標………………………… 107

8．スタッフと目標管理の実際（クリニカルラダー，
　　キャリアファイルと個人目標管理）のリンク ………………… **110**
　　1　クリニカルラダー……………………………………………………… 111
　　2　「キャリアファイル」を用いて自主管理 …………………………… 117
　　3　個人目標管理…………………………………………………………… 123
　　4　主任の目標管理の実際………………………………………………… 135
　　5　エキスパートナースの目標管理の実際……………………………… 135
　　6　スタッフナースの目標管理の実際…………………………………… 140

第3章　目標管理の徹底と実行によって得られた成果（結果） …………………… **145**

1．部署の変化―目標管理によるE師長の病棟改革事例― ………… **146**
　　1　就任1年目の取り組み………………………………………………… 147
　　2　就任2年目の取り組み………………………………………………… 148
　　3　成果……………………………………………………………………… 149

2．委員会の変化 ………………………………………………………… **152**
　　1　目標管理導入前後の比較……………………………………………… 153
　　2　成果……………………………………………………………………… 153

3．個人の変化と組織全体の成長 ……………………………………… **161**
　　1　まずはスタッフ一人ひとりが輝く…………………………………… 161
　　2　広がるコミュニケーションの輪……………………………………… 164
　　3　目標管理のゴールは何？
　　　　―目的達成に向けて学習する組織の創造―………………………… 165

付録　CD-ROM
収録内容，使い方は巻末に記載

第1章

ゴールを目指して
（目的）

1 変化に対応したマネジメント

図1 経済発展の歴史的段階と基本コンセプト

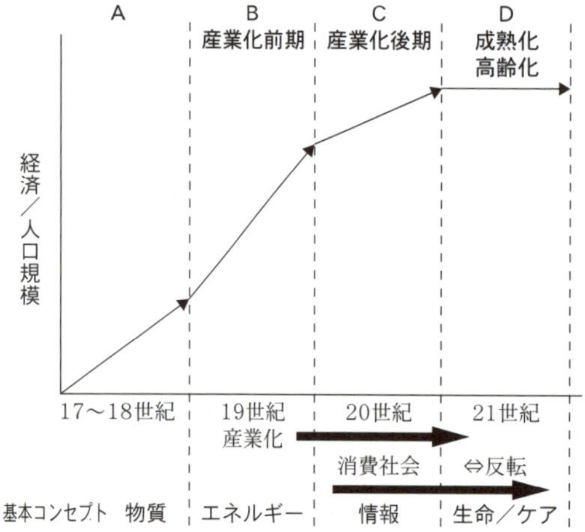

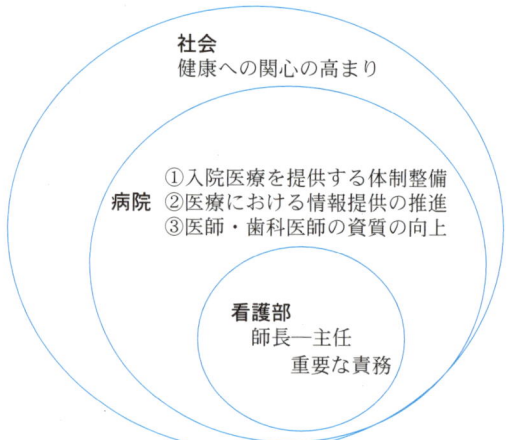

| | A | B 産業化前期 | C 産業化後期 | D 成熟化 高齢化 |

縦軸：経済／人口規模
横軸：17〜18世紀／19世紀 産業化／20世紀／21世紀
消費社会 ⇔反転
基本コンセプト　物質　エネルギー　情報　生命／ケア

広井良典：ケアを問い直す，P.145, 筑摩書房，1997.

図2 社会的使命を担う病院

社会
健康への関心の高まり

病院
①入院医療を提供する体制整備
②医療における情報提供の推進
③医師・歯科医師の資質の向上

看護部
師長―主任
重要な責務

表1 看護管理者の最終ゴール

看護管理者の最終ゴール ⇔「良質な看護の提供」

①良質な看護を提供するための仕組み（システム）を整える。
②その結果，一人ひとりの看護師が成果（結果）を手に入れ，自分自身もエネルギーを得て次なる実践へ向かうことのできる環境をつくる。

最終ゴールを目指して看護管理者が行うこと
・人的資源管理と組織づくり
・変化へチャレンジする組織風土を目指す
・人材育成

第1章　ゴールを目指して（目的）

 時代の変化に即応できる組織をつくる

　従来，保健・医療は一般企業と異なり，利益を追求することなく，公定価格により市場原理から守られてきた。しかし，今や保健・医療・福祉の現場にも市場原理が押し寄せて，患者および家族は「消費者」と呼ばれる時代である。出来高払いから包括評価*導入への動きなど，医療はこれまでにない変化を，しかも急激に求められている（図1，2）。

　これからの看護管理者は，「組織維持」を旨とした定型業務中の日常マネジメント能力だけでは，このような激動の時代を生き抜くことはできない。マネジメントには「組織維持と変化に対応する改善」[1]の両者があり，現代にこそ，この変化に対応したマネジメントが求められているのである。医療そして看護において，これほど変化へのマネジメントが求められている時代はかつてなかったことである。

包括評価：2003年4月から導入された，大学病院などの特定機能病院に対して病気の種類ごとに，入院基本料，検査，与薬，注射などの点数を決め，入院日数によって医療費を算定する方式である。診療行為ごとに料金を計算する従来の「出来高払い」とは異なる。

 現代の管理者に求められるもの

　看護部長の役割は，組織維持から組織改革へと変化し，中間管理者の役割も日常業務管理から病棟経営へと大きくシフトしている。特に中間管理者は，看護部組織全体の質を左右する効率的経営の鍵を握っている。病棟師長の「有限の資源の最大活用」能力が，現在看護部長のみならず病院全体から強く求められている。

　長年慣れ親しんできた業務を変えるのは至難の業である。余程の覚悟がなければ，これまでの習慣の中に埋没してしまう。

　そこから脱するのに必要なのは，ひとえに「現状認識」と「危機意識」である。この2つの認識力を持ち，かつ目標達成に向けて行動できる人，それこそが現代の管理者である（表1）。

図3　リディア・ホールのコア・ケア・キュアモデル

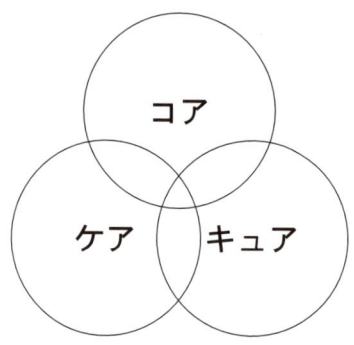

専門職のアプローチ（質の高いケアの提供）
による治癒・回復の促進

図4　当院看護部の理念

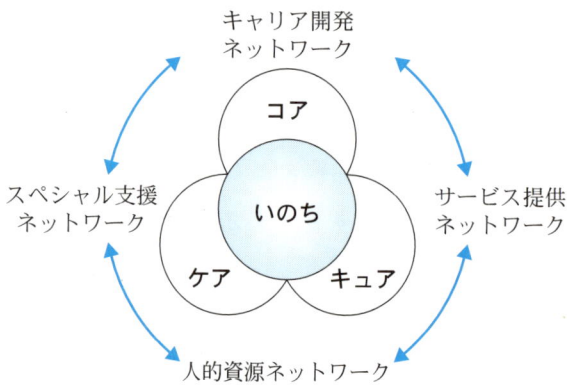

専門職としての質の高いケアの提供を促進する
コア・ケア・キュア支援ネット

> **ネットワークとは**：当看護部が目指す，部署・部門にとらわれず必要時どこにでも，誰とでもリンクできる開放型の組織体系をいう。

3 看護部組織の理念と目標管理

　当院は，キリスト教精神に基づき，生命の尊厳，地域医療への貢献を理念とした1,202床を有する特定機能病院で，創立より30年を迎えようとしている。看護部は，有資格者が約880名，無資格者を加えると1,000名近い病院最大の集団となる。かつては「人件費を食う」と言われたその最大集団である看護部の活動が，在院日数短縮の流れの中で，今や「病院経営の鍵を握る」と言われている。

　コア・ケア・キュアモデル（図3）は，アメリカの理論家リディア・ホールの理論である。リディア・ホールは，「専門職志向の看護師たちによる質の高い看護の提供は，患者の回復を早める効果がある」[2]と，1963年にローブセンターをオープンした。

　その実践の哲学の第1は「コア」であり，看護師は，患者の自我を尊重してほかのどのような職種よりも患者自身に最も接近してかかわることのできる存在である。第2の要素は「ケア」であり，看護師が援助する食事の世話，排泄介助などの身体を介した直接ケアをいう。第3の要素は「キュア」，すなわち予防を含めた治療の過程であり，患者が自分の中にあるストレスやその原因に自ら対処できるよう手助けすることであるという経緯から，「コア・ケア・キュア」モデルを唱えた。

　このリディア・ホールのモデルに当院の理念である「生命の尊厳」を加え，看護部の目指す共通の価値として表した，シンプルで，誰もが口にすることのできる理念が誕生した（図4）。

4 理念達成に向けた仕組みをつくる

1）理念に向かうためにどのような人材を育成するのか

　看護部職員が理念を達成するためには，コア・ケア・キュアの能力を高める必要がある。その具体的プログラムが当院のキャリア開発ネット年間計画プログラムである（表2）。

　大学病院には，毎年4月に100人以上の新人看護師が入職する。看護師全体の17～20％が新人看護師で占められる当院では，新人教育は質保証のための必須教育であり，一大イベントである。しかも，1年以内に退職する看護師が1割以上あるという現状から，特に新人看護師教育には力を注がざるを得ない。

表2 2003年度キャリア開発ネット年間計画

CN：クリニカルナース（臨床看護師）　　MEN：マリアンナ・エキスパートナースコース

		プログラム名	プログラム内容	対象	4月	5月	6月
コア委員会	フレッシュパーソン	フレッシュパーソンⅠ（1年目研修）	看護技術研修		看護部オリエンテーション →	★輸液ポンプ	★転倒転落
			3ヵ月研修・6ヵ月研修				3ヵ月研修
		フレッシュパーソンⅡ（2年目研修）	安全管理 リーダーシップ	2年目			
			新入職者フォロー研修	プリセプター			
	アドバンス	アドバンスコースⅠ（事例研究）	リーダーシップ	3年目：必修 2年目：希望者			事例研究講義 →
		アドバンスコースⅡ（看護論）		CNⅡ・在職1年以上			
	エキスパート	エキスパートⅠコース（リーダー研修）		CNⅡ・在職1年以上			講義（部長）
		エキスパートⅡコース（事例検討）	事例検討（倫理的問題）	LCⅠ リーダーコース-1 修了・CNⅢ以上			事例レポート
	マネジメント	1．管理者研修	管理研修				
		2．中途入職者研修	看護部理念 職業人基本方針	2002年11月～2003年3月：前期 2003年5～10月：後期	→	前期☆1日研修	
		3．補助者研修			新入職助手研修		
ケア・キュア委員会	マリアンナ認定コース	1．クリティカルケアMEN（2年目以上参加可能）	募集要項参照	・コース参加者は，継続して指導・教育できる人 ・CNⅡ以上 ・講義：全員			★月1～2回（水）
		2．リハビリテーションMEN	募集要項参照	・コース参加者は，継続して指導・教育できる人 ・CNⅡ以上 ・講義：全員			
		3．緩和ケアMEN	募集要項参照	・コース参加者は，継続して指導・教育できる人 ・CNⅡ以上 ・講義：全員			
		4．セルフケアMEN	募集要項参照	・コース参加者は，継続して指導・教育できる人 ・CNⅡ以上 ・講義：全員			
		5．感染管理MEN	募集要項参照	・コース参加者は，継続して指導・教育できる人 ・CNⅡ以上 ・講義：全員		★月1～2回（火）	8回
	キャリアデベロップメント	院内交換研修		2年目以上			
		看護研究実践	①医師・研究プロジェクトメンバーによる支援 ②看護研究発表会の実施 ③原稿の製本および分類		① →		
	トピックス	教育講演		セルフケアMEN講演を兼ねる		★医師	
		人工呼吸器	人工呼吸器学習会	1年目も可			

研修はキャリアポイント対象。時間内参加90分1点。時間外参加2点。
人数制限のない講演会・講義・学習会は看護部全職員対象。また，地域にも公開する。

第1章　ゴールを目指して（目的）

☆時間内学習　★時間外学習　＊研修での学習項目

7月	8月	9月	10月	11月	12月	1月	2月	3月	最終評価
★救急蘇生法							看護実践入門編	→	
オレム看護論・情報収集 →			6ヵ月研修	看護診断・ケーススタディ			ケーススタディブロック発表	→	
		2年目研修 →							
プリセプターフォロー →							プリセプター研修		
						事例研究提出			
			講義1回 →	GW 5回 →	全体会 →				
Disc 目標設定	GW 3回	→	全体会				目標設定シート提出		
	講義	講義	GW 4回 →		全体会		事例レポート提出		
	問題解決		コーチング		プレゼンテーションスキル				
			後期☆1日研修						
					実施 →				
				→					
10回									
★月1～2回（木）	8回			→					
	★月1～2回（金）	8回				→			
	★月1～2回（木）	7回				→			
						→			
						→			
								→	
							②→ ③	→	
★人工呼吸器学習会				★人工呼吸器学習会					

看護部（キャリア開発ネット）

図5　学習する組織と5つの学習領域

学習する組織を構築していくために
必要な5つの「技術・知識・道筋」

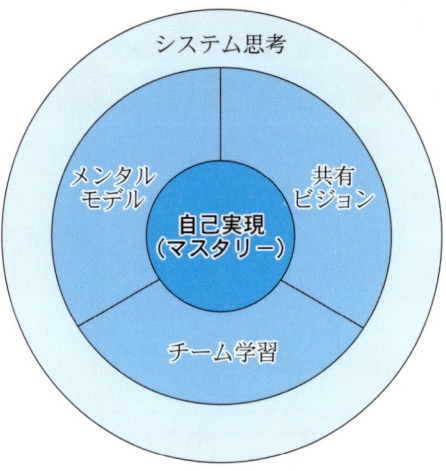

ピーター・センゲ他著，柴田昌治他訳：学習する組織「5つの能力」，P.15，
日本経済新聞社，2003.

図6　チーム学習の輪

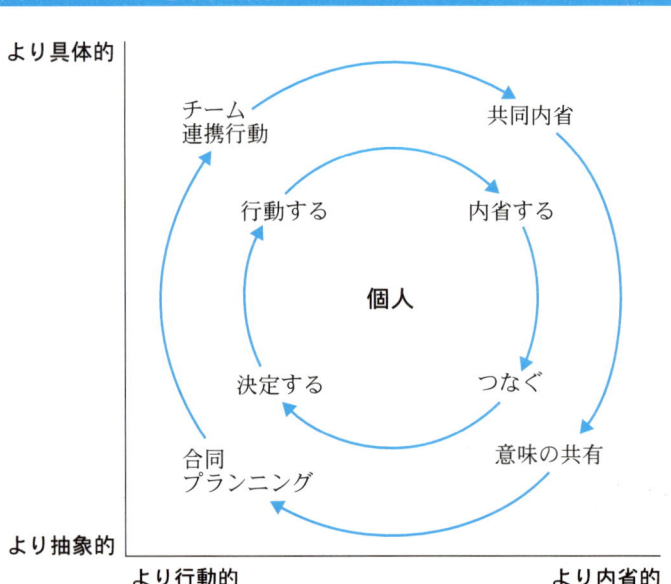

ピーター・センゲ他著，柴田昌治他訳：学習する組織「5つの能力」，P.71，
日本経済新聞社，2003.

2）成熟へ向かう3年計画—素晴らしいチームに成長—

　組織の目標を達成するための基本は「人づくり」である。各施設の理念，組織の目標とキャリアの発達を目指す個人，この両者の統合があってこそ，目標管理本来の力が発揮される。

　目標管理の形だけを取り入れても，その効果は上がらない。効果を上げるためには各自の成熟が必要であり，質にこだわる風土づくりがその土壌として必要となる。

　看護部3年計画は，理念達成に向かう道標であり，成熟組織へのプロセスであった。

　1年目は看護部内スタッフによる支援体制づくり，2年目は知の孵卵器としての拡大部長補佐会議を中心とした拡大の時期，そして3年目の2003年は，師長全体の能力開発へ向けた区切りの年とした。この区切りの年の師長たちの行動は，まさに花開く3年目にふさわしい変化が所々で認められた。

　2002年，病院組織にコンサルタントが入り，さまざまなプロジェクトが林立した。師長たちはそのプロジェクトメンバーとなり，夜遅くまで話し合いが続けられ，過労や燃え尽き症候群に陥ってしまうのではと心配した。しかし師長たちは，その中でたくましく医師や事務のメンバーと意見を戦わせ，プロジェクトチームをより推進するためのノウハウを身につけ成長していった。会議に同席し，その発言ぶりに驚き，この過酷な状況の中でよく耐えたとひそかに感動した。互いにサポートし合い，忠告し合うその姿は，もはや立派な成熟集団であった。ピーター・センゲの言うところの「個の集まりから素晴らしいチームへ」[3]，つまり学習する組織の実現である（図5，6）。

　目標管理は，このようなお互いの力を引き出し合うチーム学習の中で，看護本来の成果を手に入れるために目標に向かって行動するプロセスである。

引用・参考文献
1) 小山秀夫：変化への対応力，病院，60（4），P.326，2001．
2) G. J. アルファノ他著，小玉香津子他訳：看護とリハビリテーションのためのローブセンター，P.14〜17，看護の科学社，1984．
3) ピーター・センゲ他著，柴田昌治他訳：学習する組織「5つの能力」，P.15，71，日本経済新聞社，2003．
4) Lydia E. Hall著，小玉香津子訳：看護ケアとその本質についてのもう一つの見解，P.14〜16，看護の科学社，1984．
5) 広井良典：ケアを問い直す，P.145，筑摩書房，1997．

Q：理念，目的，方針，成果目標とは何ですか。
A：その組織（施設）で働く従業員一人ひとりが何を目指して仕事をするのか，その方向性を示したものです。

> 理念：実現すべき組織，事業の原型として考えられる超長期の「あるべき姿」，究極の目的，価値観。
> 目的：成し遂げようと目指す事柄，到達したい状態として意図し，行動を方向づけるもの。
> 方針：あることをするにあたって定めた，目的を果たすための行動・処置の方向・原則
> 成果目標：「何を達成すれば，今期，成果責任を果たしたと言えるか」をどのようにして，何をどれだけ，いつまでに，という視点で明確にしたもの。

Q：成果責任と成果目標の違いを簡単に説明してください。
A：成果責任は，明確な役割分担の中で生み出さなければならない仕事の成果のこと。成果目標は，1年，半年，1ヵ月など，決められた期間に生み出したい仕事の成果のことをいいます。

Q：成果責任，業務活動，課業の違いは何ですか？　また，なぜそれらを区別するのですか？
A：成果責任は，役割分担ごとに仕事の成果を生み出さなければならない責任を明文化したものです。仕事の最終成果の一つひとつの成果責任を果たすための機能が業務活動であり，その一つの業務活動をするためにはどのような具体的な行動を起こせばよいかを示したものが課業です。それぞれの違いは，階層の違いです。

第2章

成果を得るための方法

1 組織と成果責任

図1 組織リーダーの役割と責任

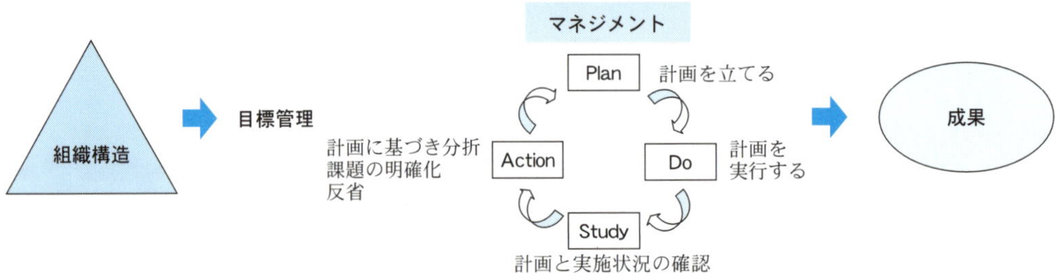

組織構造 → 目標管理

マネジメント
- Plan：計画を立てる
- Do：計画を実行する
- Study：計画と実施状況の確認
- Action：計画に基づき分析 課題の明確化 反省

→ 成果

図2 組織を効果的に機能させるために必要な要素

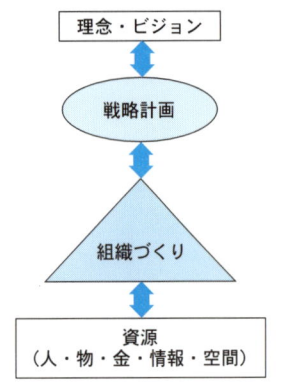

理念・ビジョン ⇔ 戦略計画 ⇔ 組織づくり ⇔ 資源（人・物・金・情報・空間）

図3 現状認識と戦略計画

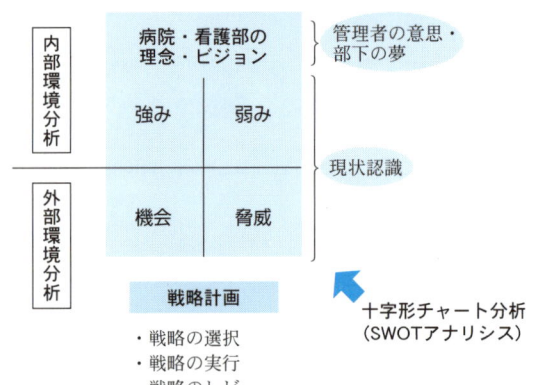

内部環境分析／外部環境分析
病院・看護部の理念・ビジョン｛管理者の意思・部下の夢
強み／弱み／機会／脅威 — 現状認識
十字形チャート分析（SWOTアナリシス）

戦略計画
・戦略の選択
・戦略の実行
・戦略のレビュー

図4 問題と解決策

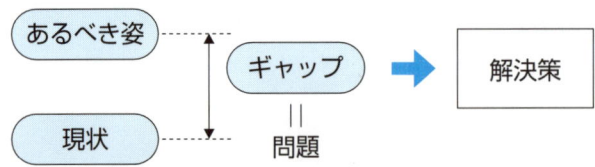

あるべき姿／現状 → ギャップ（＝問題）→ 解決策

1 組織の戦略計画を立てる

　組織が成長し，存続するためには，環境の変化を十分理解した上で組織をつくり，成果が生まれるような運営をしなければならない。その組織にとって最大の成果が上がるようにすることがマネジメントである。

　リーダーは必然的に，自分の持てる能力を発揮し，マネジメントによって組織に成果をもたらす役割と責任がある（図1）。そのためにリーダーが行わなければならないことは，組織をより効果的に機能させるために「組織をつくり」，「目標を設定」し，「戦略計画」を立て，資源を集中して活用しながら活動することである（図2）。

　「戦略計画」とは，組織がどのような方向で，どのような資源を使えば成功するかを検討する思考のことをいう。戦略計画を立てるには，組織の理念やビジョン（組織の目的，管理者の意思，部下の夢）を加味すると共に，目標に到達するための思考プロセス（作業）としては，十字形チャート（SWOTアナリシス）を使用して内部環境（強み，弱み）および外部環境（機会，脅威）の分析を行い，現状認識をすることが重要である（図3）。その環境分析結果やその後の長期・短期の変化を踏まえ，実行可能なアクションプランを検討する。さらに，具体的な計画，年間スケジュールの立案，実施，評価と，基本的な作業プロセスのサイクルを回すのである。

　ここで，成功させるための要因や，実現するためには何をすればよいかなどの仮説と検証を繰り返すこと，また，実施結果や環境の変化に応じて戦略の見直しをすることが大切である。さらに，検討するプロセスでの環境分析は，組織内での部長，副部長，あるいは師長の現状認識の違いや視点の違いを知り，共通理解することも目的の一つであるため，十分に意見交換することが重要である。

　さらに，優れた戦略計画は次の3つの要件が求められる[1]。
① 事実を客観的に観察し，論理的に組み立てて分析すること。
② 推論と事実とを組み立てて，「問題」の構造（真の問題）を追求すること。
③ 真の「問題」に対応・解決できる方策を組み立てること。

　「問題」についてハーバードA. サイモンは，『意志決定の科学』(1979)の中で「問題解決は目標の設定，現状と目標（あるべき姿）との間の差異（ギャップ）の発見，それら特定の差異を減少させるのに適当な，記憶の中にある。もしくは探索による，ある道具または過程の適用というかたちで進行する」[2]と述べている。

　つまり，端的に言えば「あるべき姿」と「現状」との「ギャップ」≒「問題」であり，この問題に対する「解決策」は，「ギャップ」を埋めるための方法である（図4）。

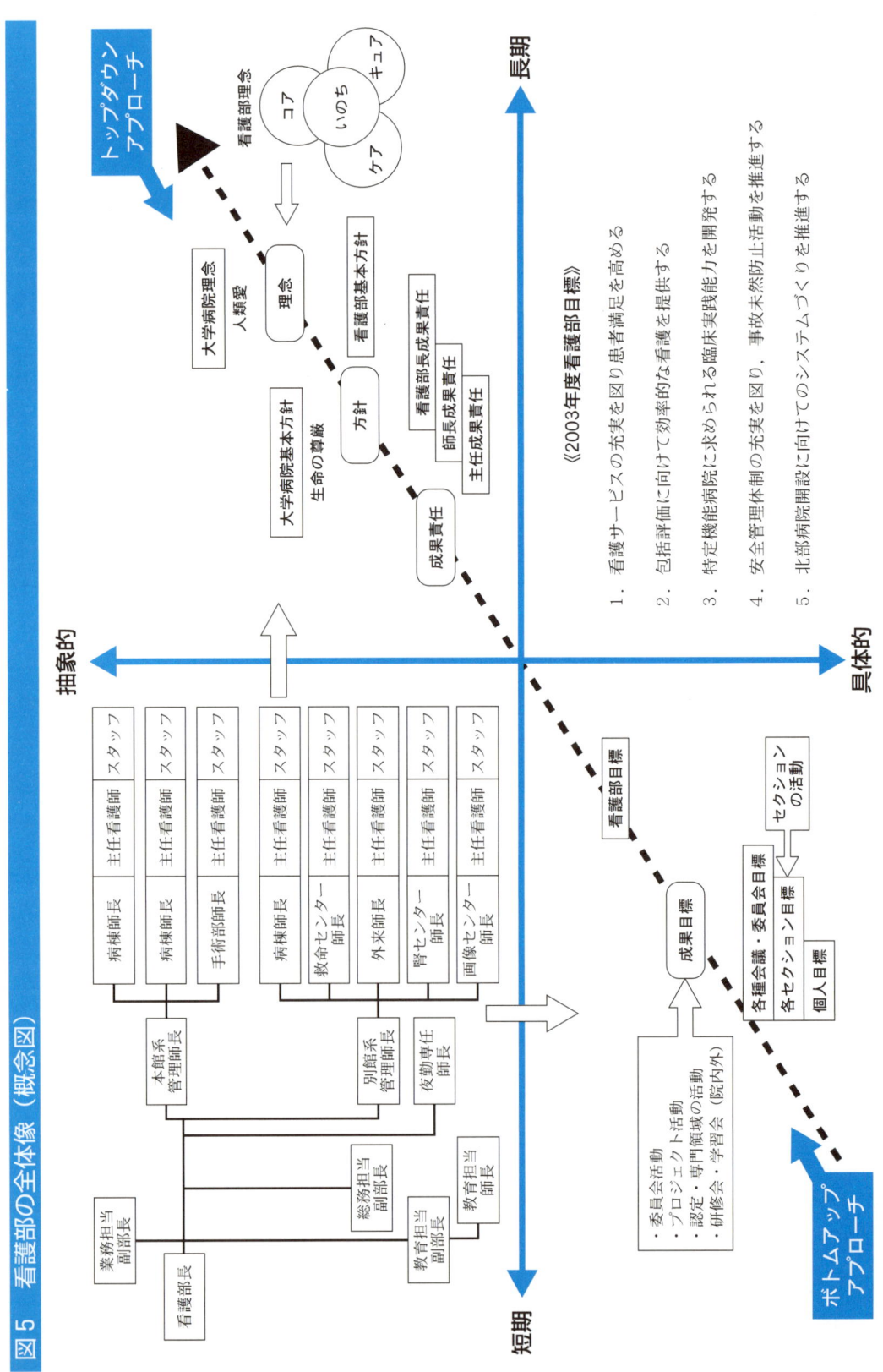

図5 看護部の全体像（概念図）

2 組織行動学の視点

　問題解決に向けて個人や組織に働きかける時，組織行動学の視点として，次のことを知っておく必要がある。

　人間の行動は，「個人」「集団（目的を持った個人の集合）」「組織（目的を持った集団の集合）」によって異なる特性がある。例えば，その個人や集団によって意思決定をする場合や計画・実行する際に，それに要する時間や葛藤の度合いに違いが生じてくる。そのため，「個人」「集団」それぞれの特徴を理解し，その違いを踏まえた上でマネジメントを行うことが重要である。

　また，個人や組織に働きかける時は，まずその時期や場の状況を把握し，十分現状認識すること，次に自分が取るべき行動と他者やその組織に与える影響などについてさまざまな側面から見極めた上で，行動を起こすことが必要である。つまり，「行動」を起こす前には必ず「認識」するというプロセスを踏むことが重要となる。これは，リーダー自身が行動を起こす時も，部下に行動を起こしてもらう時も共通である。

3 理念，目的，方針，目標に一貫性を持たせる

　組織を戦略的に運営するためには，その組織特有の理念，目的，方針，成果目標を定めることが必要である。また，理念，目的，方針，成果目標それぞれが意味するところや方向性は，バラバラなものではなく，一貫性と整合性がなければならない。したがって，方針や成果目標を立案・変更する際は，方向性や整合性にズレがないか点検することが重要である（図5）。

　基本的な用語について，松下[3]は次のように定義している。

理念：実現すべき組織，事業の原型として考えられる超長期の「あるべき姿」，究極の目的，価値観。

目的：成し遂げようと目指す事柄，到達したい状態として意図し，行動を方向づけるもの。

方針：あることをするにあたって定めた，目的を果たすための行動・処置の方向・原則

成果目標：「何を達成すれば，今期，成果責任を果たしたと言えるか」をどのようにして，何をどれだけ，いつまでに，という視点で明確にしたもの。

図6　成果責任の構成

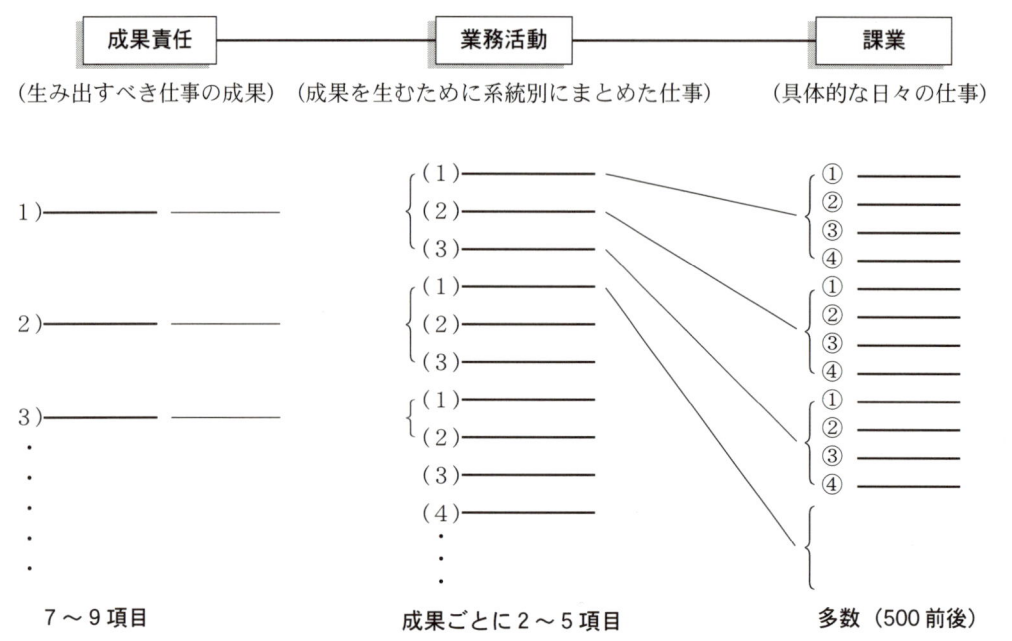

図7　成果思考

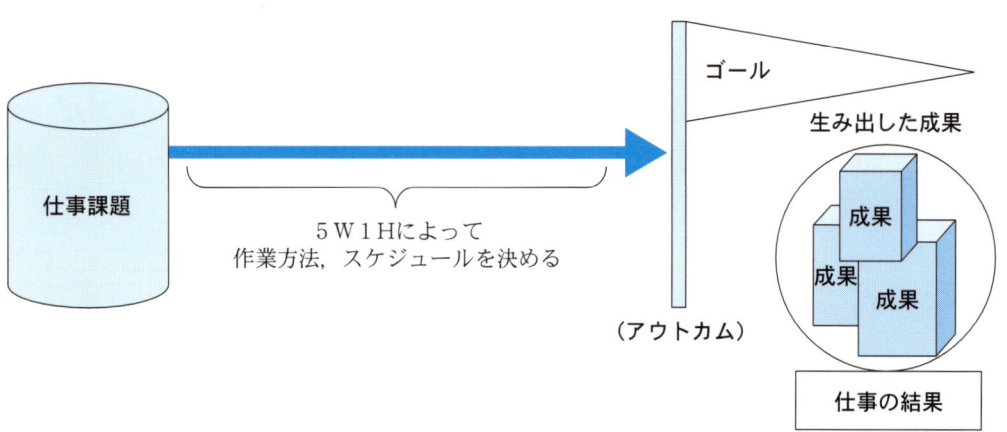

4 成果責任（アカウンタビリティ）とは何か

　成果責任とは，組織の中で役割分担を明確にし，それを認識した上で役割に応じた説明可能な成果を生み出す責任をいう。

　役割に対する責任を具現化することによって，役職による責任の違いが明確になり，役割の違う仕事を共通理解することができる。また，具現化によって認識が容易になると，同じ役割であれば，その仕事の責任範囲や仕事内容が行動レベルにおいても個人差を少なくすることができる。例えば，マネジメントサイクルを活用して仕事を計画・実行する管理者と，活用しないで行動する管理者とでは，おのずと仕事の成果に差が出るのである。さらには，評価，報酬，修正の仕方によって課題の明確化が異なり，次への進め方が左右される。

　日々の仕事を見ると，「成果責任」「業務活動」「課業」の3つの階層から構成される。さらに，1つの「成果責任」に対して，その成果を生み出すためのいくつかの仕事の機能「業務活動」がある。その中の業務活動を構成している仕事が「課業」であり，これは，日々行っている具体的な仕事の行動を表現している（図6）。これらを明文化する作業を通して役割に応じた「あるべき姿」をイメージし，生み出す成果とそれらを構成する仕事の機能，そして具体的な行動のあり方を明らかにすることができる。

5 成果思考

　今や仕事は，成果思考で計画・実施・評価することが通常となっている。

　「成果思考」とは，ある仕事をする時に，まずアウトプットを中心に考え，計画を立案し行動することをいう。つまり，プロセスの途中経過が良くても，予測し生み出された成果（結果）が良くなければ評価に価しないということを意味している。

　以前のように，「結果はあまり良くないが……」「結果まで到達しなかったが……」「過程の中ではよく頑張った」などという評価ではなく，あくまでも生み出した結果に対して評価を行うのである（図7）。

　また成果思考は，アウトプット（ゴール）によってどのような道具を誰がいつどのように使うかについて（5W1H），作業方法やスケジュールを決め，実行する考え方をいう。

図8　企業における知識変換の活動（SECIモデル）

共同化
1. 社外の歩き回りによる暗黙知の獲得
   サプライヤーや顧客との共体験（直接経験）を通じて、身体で知識・情報を体験するプロセス
2. 社内の歩き回りによる暗黙知の獲得
   販売や製造の現場、社内各部門に出向いて、共体験を通じて知識・情報を獲得するプロセス
3. 暗黙知の蓄積
   獲得した知識・情報を自己の内部に関係づけながらためておくプロセス
4. 暗黙知の伝授・転移
   言葉になっていない自分のアイデア・イメージを社内・社外の人々に直接転移するプロセス

表出化
5. 自己内の暗黙知の表出
   言葉になっていない自分のアイデア／イメージを、演繹的分析や帰納的分析、あるいは発想法的推論（メタファー／アナロジー）や対話を通じて言語・概念・図像・形態にするプロセス
6. 暗黙知から形式知への置換・翻訳
   顧客や専門家などの暗黙知を触発し、理解しやすい形に「翻訳」するプロセス

内面化
10. 行動／実践を通じた形式知の体化
    戦略・戦術・革新・改善についての概念や手法を具現化するために、OJT的に個人に体得させるプロセス
11. シミュレーションや実験による形式知の体化
    仮想的な状態の中で、新しい概念や手法を実験的に疑似体験・学習するプロセス

連結化
7. 新しい形式知の獲得と統合
   形式知化された知識、または公表データ等を内外から収集して結びつけるプロセス
8. 形式知の伝達・普及
   プレゼンテーションや会議などの、形式知を形式知のまま伝達・普及するプロセス
9. 形式知の編集
   形式知を利用可能な特定の形態（ドキュメントなど）に編集・加工するプロセス

野中郁次郎：組織的知識創造の新展開, ダイヤモンド・ハーバード・ビジネス, 24（5）, P.42, 1999.

図9　知識スパイラルにおける自己超越（SECIモデル）

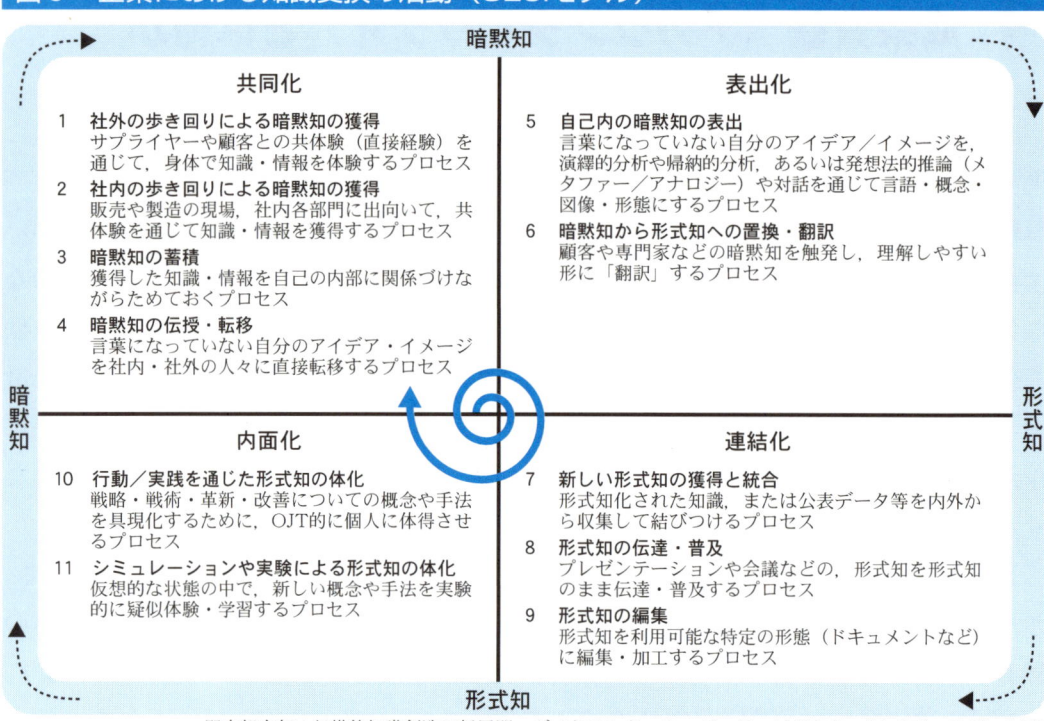

野中郁次郎：組織的知識創造の新展開, ダイヤモンド・ハーバード・ビジネス, 24（5）, P.43, 1999.

6 仕事と役割期待

　仕事とは，ある状況の下で個人や組織に与えられる課題である。その仕事に対して，役割によって成果を生み出さなければならないという自己責任があり，これが成果責任（アカウンタビリティ）なのである。つまり，役割期待に対しての成果を明文化したものが成果責任（アカウンタビリティ）である。

　役割期待とは，ある状況の中で個人に求められる行動を共有化した期待のことをいう。したがって役割期待は，その人に取ってほしい行動や役割について，認識できるよう構造化し，説明することが必要である。

　成果責任は，各々の役割分担に対する役割期待ともいえる。その役割期待を仕事の階層ごとに「成果責任」「業務活動」「課業」のレベルで明文化することによって，当事者だけでなく，その組織のメンバー誰もが共通認識できるようになる。これはまた，仕事に対する相互理解を生み，協力や成長へのかかわりへとつながるのである。さらに，他部門・他職種の仕事を理解し，良好なチーム医療を進める上でもそれぞれが持つ役割を明確にし，明文化しておくことが重要である。

7 暗黙知の仕事を明示知の仕事に変換させる

　社会の変化の波に乗り遅れず対応していくために，看護界においても管理者は，ナレッジマネジメントを推進することが重要である。このビジネス界から波及したナレッジマネジメントは，組織運営や組織開発，また人材育成に有効であるといわれている。ナレッジとは，組織経営や組織活動にとって価値があると認められるもので，知恵，知識，情報，データなどである。

　日頃仕事をするにあたって私たちは，その一つひとつの行動の目的や意味を認識することなく，経験的に無意識に行動していることが多々ある。この無意識に行っている仕事の知識や技術，情報やデータ，つまり「暗黙知」の「知＝ナレッジ」を共同化，表面化し，目的や意味を考え具現化することによって，その仕事は「明示知」となって，共通認識が可能な仕事（知識・技術，情報・データ）に変換することができる（図8，9）。この循環活動が重要なのである。したがって，リーダーである管理者は，組織にナレッジの循環活動をいかに浸透させ，活用するかを考えることが重要である。個や集団の持つ「暗黙知」を「明示知」に変換し，活用することによって，直接ある

図10 職務別の成果領域

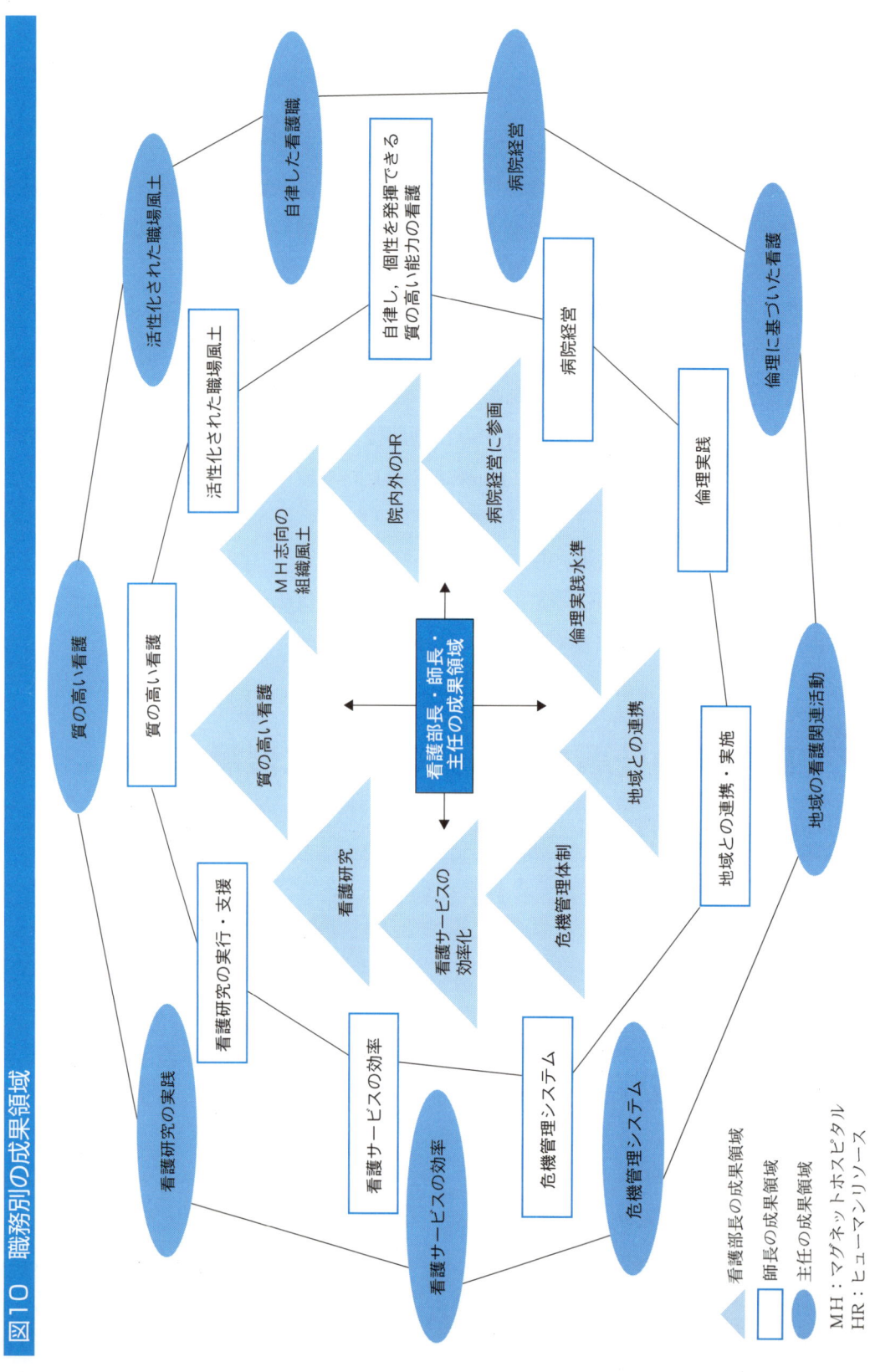

第2章　成果を得るための方法

いは間接的に看護サービスの質を向上させることができる。またこれは，スピードが求められる今の時代に，より早く成果目標を達成し，成果を生み出す結果にもつながる。

職務別の成果領域の確認

　成果責任を作成する前に，作成する職務の成果領域を確認し明らかにする必要がある。これは，日々行っている仕事だけを意識して考えるのではなく，「職務上あるべき姿としての仕事は何か」という視点に立って考えることが重要である。また，この成果領域を考えることは，この職務の役割として，将来にわたって何をキーワードに追求していけばよいのかを明確に表現することでもある（図10）。

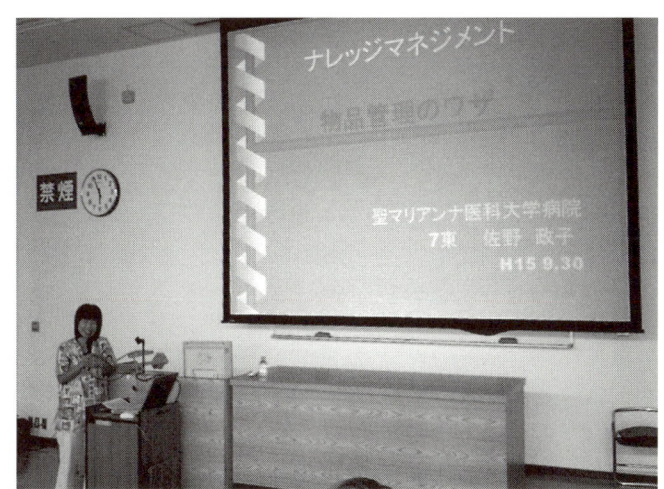

2 看護部における成果責任の設定

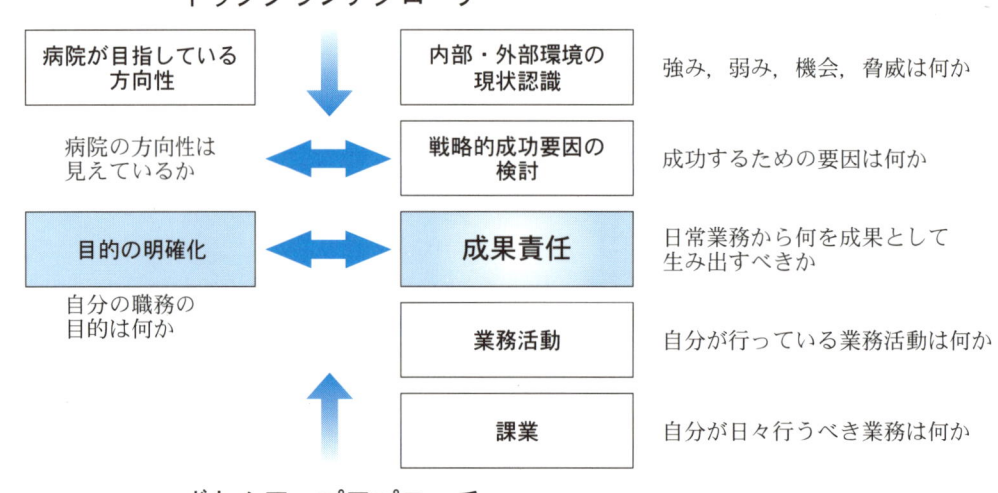

図11　トップダウンアプローチとボトムアップアプローチ

図12　トップダウンアプローチ

- ステップ①　組織の現状分析をする
- ステップ②　あるべき姿を設定する
- ステップ③　成果責任を成文化する
- ステップ④　業務活動は何か
  - どのような機能を果たすか，動作項目をグルーピングする
- ステップ⑤　課業は何か
  - 日々行っている最小単位の動作の項目

図13　ボトムアップアプローチ

- ステップ①　課業は何か
  - 日々行っている最小単位の動作の項目
- ステップ②　業務活動は何か
  - どのような機能を果たすか，動作項目をグルーピングする
- ステップ③　あるべき姿を設定する
- ステップ④　現状分析をする
- ステップ⑤　成果責任を成文化する

1 トップダウンアプローチとボトムアップアプローチ

　成果責任の設定には，トップダウンアプローチとボトムアップアプローチの2つの方向から考える方法がある（図11）。
　当院では，部長・師長・主任の成果責任を設定し，業務を遂行している。成果責任設定の作業プロセスとしては，部長・師長の成果責任はトップダウンアプローチで行い，主任の成果責任はボトムアップアプローチの考え方で進めた。

1）トップダウンアプローチ

　このアプローチ方法は，まず施設・組織の理念と方針を踏まえた上で，内部環境および外部環境の現状認識作業を行い，次に，病院が目指している方向性を確認し考慮に入れつつ，あるべき姿をアセスメントする。さらに，戦略的成功要因の検討へと作業を進め，「自分の職務の目的は何か」「日常業務から何を成果として生み出すべきか」を考え「成果責任」を設定する（図12）。

2）ボトムアップアプローチ

　このアプローチ方法は，まず自分が日々実際に行っている業務を洗い出し，次にそれらの業務を目的や機能別に整理し，施設の理念・方針を踏まえて内部環境および外部環境の現状認識作業を行い，あるべき姿をアセスメントする。さらに，戦略的成功要因の検討へと作業を進め，「自分の職務の目的は何か」「日常業務から何を成果として生み出すべきか」を考え「成果責任」を設定する（図13）。

　どちらの方法のプロセスも，全体の整合性を見ながら行きつ戻りつ繰り返し，検討・修正を重ね，設定することが重要である。

2 看護部長の成果責任

　当院では1995年,講師の指導の下にトップダウンアプローチによって看護部長・師長・主任の成果責任を設定した(表1)。

　看護部長の成果責任は,病院(関連病院を含む)および看護部の理念と方針を念頭に置き,今,社会から求められている医療・看護は何か,医療界,看護界が目指している保健・医療(看護)・福祉やその動向を把握すると共に,当大学病院看護部の看護部長としての役割を明確にし,看護部長職務の成果領域を確認した(図14)。

　この成果領域を基に,表2のような9項目の成果責任を明文化した。

　9項目の成果責任は,成果を生む責任の比重が高いものから順に並べる。この重みの順位は,その施設の環境や方針,また役職ごとの責任によって異なる。したがって,部長としてのあるべき姿や,組織の何に力を注ごうとしているのかが見えるのが成果責任ともいえる。

表1　成果責任・目標管理取り組みの経緯

年度	取り組みの内容
1995	看護部長がトップマネジメント研修で看護経営と成果責任について学んだことがきっかけとなり,3病院合同師長学習会で成果責任について学習する 部長の成果責任明文化
1996	師長学習会の年間課題を「師長の成果責任」の明文化とする
1997	師長学習会の年間課題 「師長の成果責任,業務活動,課業」の共通理解を図り,修正する
1998	師長学習会課題「明文化した成果責任,業務活動,課業」を解釈し,実務にあたっての問題点を出す
1999	師長成果責任完成 主任の成果責任明文化への取り組み
2000	師長の個々が活用 昇格者研修で師長・主任に,成果責任の内容を基に関連する業務を説明
2001	主任の成果責任明文化の完成
2002	看護部,委員会,セクションの目標管理の徹底 目標管理シートの統一(目標アクションプランシート) 評価基準の設定および統一
2003	個人の目標管理導入(クリニカルラダー評価を併用して) 師長のコンピテンシー目標管理導入 看護助手の人事考課の導入 臨床指導者の成果責任明文化への取り組み

第 2 章　成果を得るための方法

図14　看護部長の成果領域

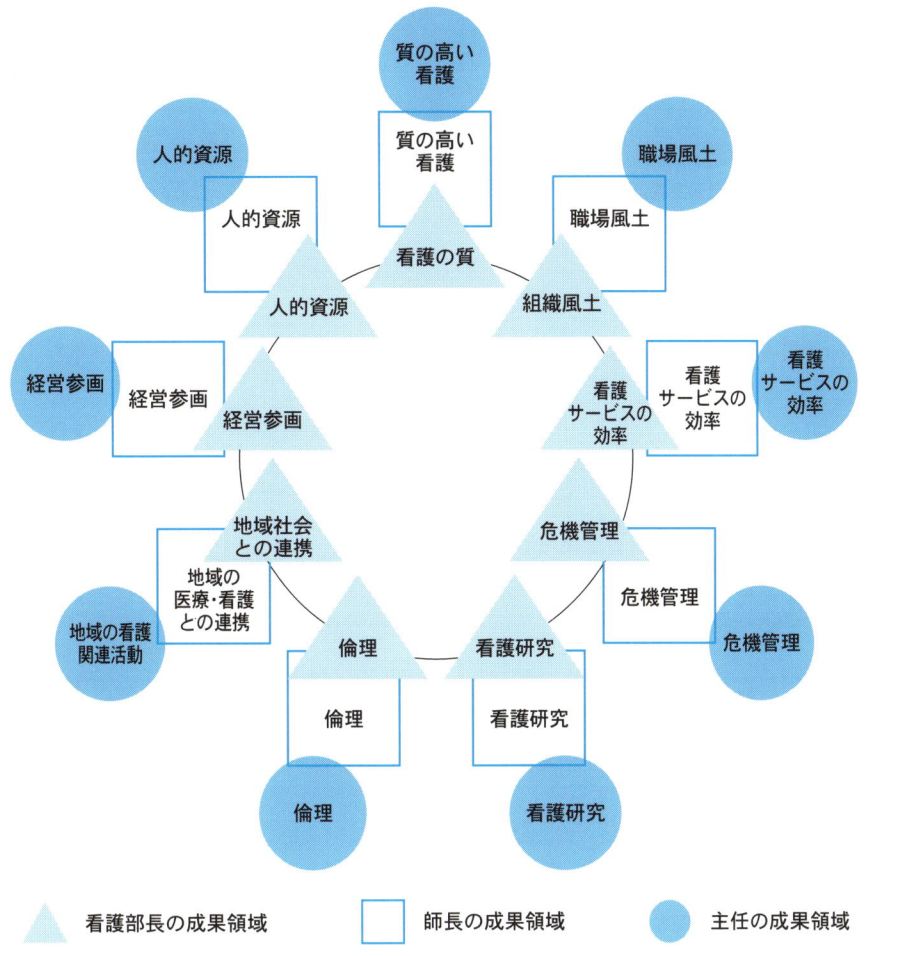

▲ 看護部長の成果領域　　□ 師長の成果領域　　● 主任の成果領域

表2　看護部長の成果責任

1. 質の高い看護を維持するためのシステムを実現する。
2. マグネットホスピタル志向の組織風土を継続的に強化する。
3. 院内外の人的資源を開発・育成する。
4. 看護部のトップマネジャーとして，病院経営に参画する。
5. 医療・看護の倫理水準を継続的に高める。
6. 地域との連携を密にし，地域への能動的なかかわりが可能となる体制を実現する。
7. 危機管理体制を構築する。
8. 看護サービスの効率化を推進する。
9. 看護研究を推進・支援する。

※＿＿＿＿＿は成果領域を示す

表3 師長の成果責任※設定作業プロセス

	作業内容	グループ	講師	学習会全体	ワーキンググループ	個人
1年目						
①	日々行っている業務を機能別（業務活動）に整理する演習	○	○	○		
②	十字形チャートを使用し，環境分析によって現状認識	○				
③	看護部長の成果責任を基に師長の成果領域を確認	○	○	○		
④	師長の成果責任の明文化（9項目）	○	○	○		
⑤	成果責任をグループで分担し，**業務活動**※，**課業**※を明文化	○				
⑥	⑤で分担した課題の業務活動，課業について言語の統一，不足内容の追加・修正，全体の整合性の検討				○	
⑦	ワーキンググループで検討した業務活動，課業を共通理解			○		
	⑤⑥⑦を1年間の師長学習会で繰り返し，全体の作成					
2年目						
①	月1～2回の師長学習会で，業務活動，課業を共通理解			○		
②	設定した成果責任および課業を意識して，各自が業務を遂行					○
3年目						
①	成果責任および課業を意識して，各自が業務を遂行					○
②	課業を実際の業務に置き換えて理解を深める（1～2回/月）	○				

※具体的内容はCD-ROM内の「師長の成果責任」を参照。

表4 師長の成果責任

1. 質の高い看護を継続的に提供する。
2. プロフェッショナルとしての看護職を育成する。
3. 活性化された職場風土を醸成する。
4. 看護サービスの効率化を追求する。
5. 倫理実践水準を継続的に高める。
6. 危機管理システムを効果的に運用する。
7. 看護研究を推進する。
8. 地域の医療・看護関連活動を実行する。
9. 中間管理職として病院，看護部経営に参画する。

3 師長の成果責任

1）師長の成果責任設定プロセス

　師長の成果責任の明文化については，2002年度師長学習会のグループおよびグループの代表が講師の指導の下にワーキンググループを作り，並行して作業を行った。ワーキンググループの役割は，師長学習会で分担して作業した課題について用語を統一したり，不足内容や全体の整合性などを整理し，追加・修正することであった。これらの作業プロセスは，**表3**のとおりである。

　成果責任（**表4**），業務活動，課業の設定作業は，全体ができ上がるまでに1年を要し，2年目は月1～2回の師長学習会で，課業の不足はないか，順番はよいか，また使用言語や表現は共通理解できているかなどを確認し，検討を重ねた。3年目は実際に業務の中で意識して実践し，日常の業務活動を行いながら，さらに一つひとつの課業が動作活動として実施可能か，個々によって違いがないか，動作がわからない課業はないかなどをグループワークで確認し合った。年度末に，理解しにくかった表現や課業，より深く確認できたこと，明文化することによって改めて意識して行動できるようになったことなどについて，各グループから意見を出し合った。そこで出された意見を全体で討議し修正，3年かけて検討・改善を重ね，現在活用している。

　成果責任の表現については，「『評価した結果を評価面談という形でスタッフにフィードバックする』という表現が何ヵ所かあるが，実際に毎回できるのだろうか？」という意見があった。議論を重ね，この表現については，今まであまりスタッフと面談して評価結果をフィードバックしてこなかった経緯があったため，特に"あるべき姿"として必要であるという意見によって決定した。また，「『クリティカルパスを必要に応じて修正する』の課業が『患者個々に合った看護を提供する』という業務活動の中にあるのはおかしい。クリティカルパスは，患者個々に合った看護にならないのではないか」という意見があった。さらに「『治療的環境』の環境とは，どこからどこまでの範囲をいうのか」などの意見があり，検討を重ねて合意を得ていた。

　用語としては，「指導する」「コーチングする」「教育する」「支援する」「援助する」など，類似した動詞の使い方の統一を図った。

表5　成果責任に基づいた師長の実践

(1) 物事に取り組む際は，指標，水準，手段，方針を明確にする
　　このことについては，それぞれが意識して考え，表現できているか，漏れていないか点検するようになった。

(2) PDSA (Plan Do Study Action) のマネジメントサイクルを活用して計画・実行・評価する
　　ここでは，特に今まで基本でありながら忘れがちであった，物事を実行したら必ず評価をして次に進むということが意識化できた。

(3) 説明し，周知徹底する
　　これについては，ただ個々の管理者のレベルで行うのではなく，どのような方法を用い行動すればよいか考えて行動することを目指したものである。その結果，組織，集団のメンバー全員が理解し，行動できるようになるには，どのような説明の仕方やツール（道具，器材）を用いたらよいか工夫して行動できるようになった（**事例1，2を参照**）。

(4) 目標管理，または時間管理をする
　　目標管理は，目標に対してのアクションプランを考え，ゴールを定める。ゴールは，数値目標または証しが見える形を設定したり表現することができるようになり，方法と実践が結び付くようになった。また，5W1Hを意識，活用して具体的なスケジュール管理をするようになった。

(5) 指導する
　　指導を行う場合は，「コーチング」という考え方を基に必ず個々のレディネスに応じた方法で行うこと，さらに動機付けをしたり結果に対して評価をフィードバックする，報酬を与えることが指導効果につながり，個の成長に結び付くということが意識化された。

(6) 評価面談という形でスタッフにフィードバックする
　　スタッフの仕事や課題に対する成果や能力を評価し，フィードバックする時は，紙面で一言「良かった」などとコメントするだけでなく，必ず面談という形を取り，フェース・ツー・フェースで伝えることが効果的なフィードバックであることが意識化された。

(7) 提言する
　　看護単位の管理上の問題に対して，看護単位では解決できないことや，看護部として，あるいは病院としての統一した見解が必要な場合，個や委員会などを通して提案できる，提案する役割があることを認識できた。「リスクマネジメント」に関することや目標管理の徹底については，学習会に取り上げ，さらに強化している。

表6　安全で快適な療養環境を整備するための課業

課業1． 安全で快適な療養環境の基準に沿って，患者個々の療養環境を調査する。
課業2． 安全で快適な療養環境の調査結果に基づいて，患者個々の問題を明確にする。
課業3． 改善すべき療養環境について，改善のための方策を示す。
課業4． 療養環境改善のための方策を実施する。
課業5． 看護単位内で改善できない療養環境について，看護部に提言する。
課業6． 療養環境改善のために実施した方策を評価する。
課業7． 必要に応じて，療養環境改善のための方策に修正を加える。
課業8． 安全で快適な療養環境の基準を見直す。

2）成果責任の実践

　成果責任を設定する過程や完成した後，それぞれの師長は**表5**に示すように，管理業務の中で「成果責任」や「課業」をより意識して業務が実践できるようになった。また，意図的に行動すべきことは何かを理解し，実施できるようになった。

3）成果責任を意識して行動した仕事の成果
（1）看護サービスの効率化を追求する

　業務活動の「安全で快適な療養環境を整備する」についての課業（**表6**）を実施するための行動として，師長学習会のAグループでは次のことを実施した。

　グループメンバー全員で，ある病棟の療養環境を調査し（課業1），調査結果を基に患者個々にとって安全で快適な療養環境の「あるべき姿」を挙げ（課業2），その問題点を改善するためにはどうすればよいかを検討し，対策を立てた（課業3）。

　その対策としては，師長がチェックリスト（**表7**）を作成し，そのツールを使用することによって同じ視点で環境を点検・整備し保持することが可能になると考え，療養環境の何をどのような状態にすることが必要かを検討した（課業4）。しかし，師長だけが療養環境に気を配るだけでは常に良い療養環境は保持できない。スタッフによって常日頃実施する必要があり，その指導にも同じツールが活用できることが望ましい。

　作成したチェックリストを試行した結果，今まで気に留めていなかった環境や状態があることに気付いたことや，個人の考え方の違いなどが「あるべき姿」に近づき，良い結果が得られた（課業6）。また，この療養環境チェックリストは，学生指導や新入職者の指導にも使えると評価された（課業5）。

　さらに，このツールを使用した後，師長や看護師の行動に次のような変化がみられるようになった。

① 浴室やトイレのナースコールの点検を毎日行うようになった。
② 乾燥室の点検を実施するようになり，高温になっているのを発見し，修理につながった。
③ 吸引瓶や蓄尿バッグには必ずカバーをするようになった。
④ スタッフがロビーの環境にも注意を払うようになった。
⑤ 患者用トイレに置いたままの軟膏や物品に注意を払うようになった。

表7　安全で快適な療養環境のためのチェックリスト

〈評価〉A：できている　B：できていない

	チェックリスト内容	具体的内容	評価	備考
トイレ・車いすトイレ	1）整理整頓されているか	尿測カップ，蓄尿袋，トイレットペーパー，ロールタオル，消臭剤		
	2）清潔に保たれているか	便器，水回り，蓄尿架台，尿測カップ，ドアノブ，手すり		
	3）不必要な物品，薬品などが置きっぱなしになっていないか			
	4）悪臭はないか	悪臭の原因の配慮		
	5）ロールタオル，ペーパータオルが常備されているか			
	6）トイレ内の狭い空間で危険がないか	点滴を掛けるフックの取り付け位置など		
	7）プライバシーに配慮がされているか	蓄尿架台の設置場所，生理中の蓄尿など		
	8）ナースコールは作動するか	1日1回点検		
	9）トイレの通路が確保されているか	車いす，点滴スタンドで通れるか		
汚物室	1）整理整頓されているか			
	2）清潔に保たれているか	水回り，便器・尿器置き場，床		
	3）不必要な物品，薬品などが置きっぱなしになっていないか			
	4）悪臭はないか			
	5）ゴミの分別は適切に行われているか			
洗面所	1）清潔に保たれているか	水回り，シンク，床		
	2）湯わかし器は点検・整備されているか	温度設定		
	3）乾燥室内は整理整頓されているか	洗濯物など		
	4）乾燥室内は定期的に清掃されているか	1週間に1回		
	5）冷蔵庫内は定期的に点検・清掃がされているか	1週間に1回点検・清掃		
浴室	1）清潔に保たれているか	浴室内，脱衣所		
	2）整理整頓されているか			
	3）足拭きマットは，清潔なものが置かれているか	ぬれたマットを使用していないか		
	4）手すりが設置され，安全が保持されているか			
	5）ナースコールは作動するか	1日1回点検		
処置室	1）整理整頓されているか	有効期限，破損の有無		
	2）清潔に保たれているか	水回り，床，処置台，シーツ，カーテン，壁		
	3）器材・衛生材料などが過不足なく管理されているか	定数は適切か		
	4）不必要な物品，薬品などが置きっぱなしになっていないか			
	5）清潔・不潔の区別が厳守できているか			
	6）廃棄物の分別処理が守られているか			
ロビー	1）整理整頓されているか	本，雑誌，いす，ゴミ		
	2）清潔に保たれているか	床，いす，壁		
	3）掲示物の管理がされているか	期日が過ぎたもの，古いもの，手書きのものがないか		
パントリー	1）整理整頓されているか	テーブル，いす，ポット，湯飲み，ゴミ		
	2）清潔に保たれているか	テーブル，カウンターが食事前後に拭かれているか		
	3）遅食者の食事の保存が適切に行われているか			
	4）下膳後の食器が適切に処理されているか			
	5）定期以外に，必要時害虫駆除が行われているか			

2001年9月よりゴミの分別方法が変更となり、新しい方法を周知徹底するために、課業に沿って取り組んだ。

【事例1】ゴミの分別

1) ゴミの分別に関する問題点を明確にする
    ・配布資料（一目で手順がわかるようにする）
2) 新しいゴミの分別の方策を示す
    ・要約した資料の作成（目的，方法，期待される結果）
    ・認識論の第2段階（表象的）を活用した掲示資料の作成
    ・伝達方法の工夫
        対象者（看護職，医師，清掃担当者，薬剤師など）
        集合教育，個別教育
        視覚，聴覚
3) 方策を実施する
4) 実施した方策を評価する
    ・観察（作業およびゴミ箱）
    ・病棟会で評価する（新しい問題点の明確化）
5) 実施した方策に修正を加える
6) 定期的に集計する
    ・今回は不足していたが，「捨て間違い」「針刺し事故の有無」「容量」「重量」「廃棄数」などの集計が必要と思われる。
7) 集計結果を分析し，正しい廃棄物の処理方法が周知徹底されているか評価する

結論

① 事故防止のためには**周知徹底と評価！** これに尽きる。
② 手順を周知徹底するためには，師長の成果責任，「安全で快適な療養環境を整備するための課業（表6）」を繰り返し行っていく必要がある。
③ ②のマネジメントプロセスを習慣化する。

表8 転倒・転落を防止するための取り決め

	取り決め	A病棟	B病棟	C病棟	D病棟
1	対象者を明確にしておく。	全入院患者	全入院患者	全入院患者	全入院患者
2	いつチェックするか、明確にしておく。	入院当日 評価日	入院当日（手術後、安静度変化時）	入院当日 入院1週間後	入院当日および3日目（全患者）診断が立案されている患者は10日目以降は診断が解決するまで10日ごと。
3	誰がチェックするか、明確にしておく。	入院時：部屋持ち看護師（プライマリーナース）変化時：部屋持ち看護師（プライマリーナース）	入院時：アナムネ聴取看護師（プライマリーナース）変化時：部屋持ち看護師	入院時：アナムネ聴取看護師（プライマリーナース）変化時：部屋持ち看護師	入院時：アナムネ聴取看護師（プライマリーナース）変化時：部屋持ち看護師
4	チェックした用紙をどこに置いて使用するか、明確にしておく。	カーデックス	カーデックス	カーデックス	カーデックス
5	転倒・転落の要因チェック表を使用して、アセスメントをする。	受け持ち看護師	チームカンファレンスでアセスメント。	受け持ち看護師	プライマリーナース（部屋持ち看護師）
6	アセスメントした結果リスクの有無にかかわらず、看護計画とワークシートに記載する。	転倒・転落チェック表に記載する。	転倒・転落の表にてアセスメント欄を設けて記載する。	スコアが "I" 以上の患者は、全員にアセスメントシートに記載する。	転倒・転落の表にてアセスメント欄を設け記載する。
7	アセスメントした結果リスクがある時は、看護診断を挙げ、計画を立案する。	受け持ち看護師	入院時：アナムネ聴取看護師（プライマリーナース）変化時：部屋持ち看護師　入院診療計画書を活用する。	入院時：アナムネ聴取看護師（プライマリーナース）変化時：部屋持ち看護師	入院時：アナムネ聴取看護師（プライマリーナース）変化時：部屋持ち看護師
8	看護計画を患者および家族と共有する。	・入院時または面会時に、転倒・転落のリスクがあることを家族に説明して計画を立案し、家族と相談して予防策を考える。・長期入院患者の場合は、面会ノートを活用し、情報の共有化を図る。		看護計画立案時、スコアが "I" 以上の患者は、必ず本人・家族へ説明し、計画を共有する。	・現在までの転倒・転落の有無を確認する。・抑制を実施する前に説明し、了承を得る。・以上の共有化
9	看護指示に基づいた実施の記録をする。	1日1回ワークシートに記録する。	1日1回ワークシートに記載する。	1日1回ワークシートに記録する。	1日1回ワークシート：プライマリーナース（部屋持ち看護師）変化時：部屋持ち看護師
10	看護診断および看護指示を評価し、その結果を記録する。	・1週間以内入院：退院時評価・2週間以内：術後のアセスメントチェックを行い、評価日を決める。・長期入院患者、安静度が変化した時随時チェックし、評価する。	入院時：アナムネ聴取看護師変化時：部屋持ち看護師（部屋持ち看護師）	・看護指示を評価を記録する。・入院日：部屋持ち看護師・1週間後：部屋持ち看護師変化時：部屋持ち看護師	・規定のワークシース：プライマリーナース（部屋持ち看護師）変化時：プライマリーナース（部屋持ち看護師）
11	1〜10は、誰が監査するか明確にしておく。	記録係が月1回監査する。	カンファレンスで、週1回監査する。	記録係が週1回監査する。	定期的に監査する。
12	病棟会、カンファレンスで結果をフィードバックする。	監査の結果を病棟会でフィードバックする。	監査の結果をポストイットで表示し、プライマリーナースにフィードバックする。	監査の結果を病棟会でフィードバックする。	監査の結果は、病棟会でフィードバックする。
	転倒・転落の有無（2001. 12. 1～12. 31）	1件	5件（骨折1件）	0件	5件

（2）危機管理システムを効果的に運用する

　業務活動「医療事故発生を防止する」の課業の中に，「看護単位で同様のインシデントが発生しないための方策を示す」がある。この課業を実践するために，師長学習会のBグループは転倒・転落の発生を防止するための取り組みとして，転倒・転落要因チェックリストを作成した（表8）。

　チェックリストは師長会を通し全セクションに配布し，すべての入院患者に使用するように取り決めた。運用としては，転倒・転落要因表を用いてアセスメントした後，看護計画を立案・実行する。1週間に1度の定期的なチェックを行うほかに，患者の状況が変化した場合は随時再チェックし，計画を変更している。転倒・転落の看護監査は質改善会議が年1回実施している。これは，転倒・転落を防止するための継続的行動実践が周知徹底されているかを評価する目的で実施している。質改善会議は，「看護サービスの質向上に向けて継続的な看護の改善を行う」ことを目的としている。この会議においてチェックリストの標準化を図り，検討・改善を行っている。

【事例2】チューブ類の抜去防止への取り組み

2000年度：ASHRM*の特性要因を用いた「チューブ類の抜去」のインシデント分析
2001年度：「チューブ類抜去防止マニュアル」の周知徹底を図る
・安全で効果的な抜去防止対策の実践
・リスクを認知した上で，要因を分析しアセスメントする能力の向上

〈各セクションでの働きかけ〉

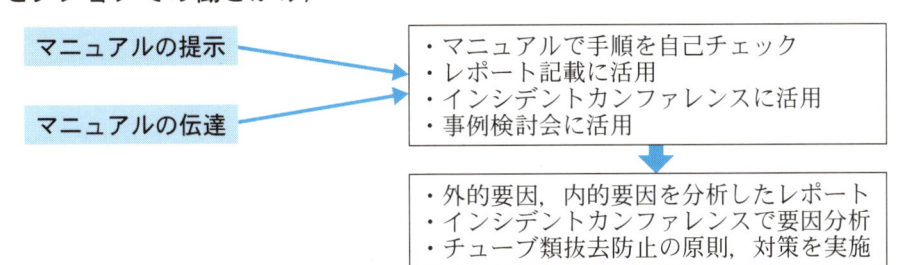

マニュアルの提示 →
マニュアルの伝達 →
・マニュアルで手順を自己チェック
・レポート記載に活用
・インシデントカンファレンスに活用
・事例検討会に活用
　↓
・外的要因，内的要因を分析したレポート
・インシデントカンファレンスで要因分析
・チューブ類抜去防止の原則，対策を実施

ASHRM：アメリカの保険会社であるAmerican Society Healthcare Risk Managementの略。
　　　　ASHRMはリスクマネジメントのツールとして，5つの特性要因図を開発した。

チューブ類の抜去防止に対するスタッフの認識や行動が変わった！　チャンス！
① チューブ類抜去防止マニュアルを活用し，原則・対策を実施しているかを調査
② 調査結果を各セクションに還元し，再度マニュアルの周知徹底を働きかけた

チューブ類の抜去防止に対する実態調査（看護師141名を対象）

1) 7病棟合計の結果

①実施している

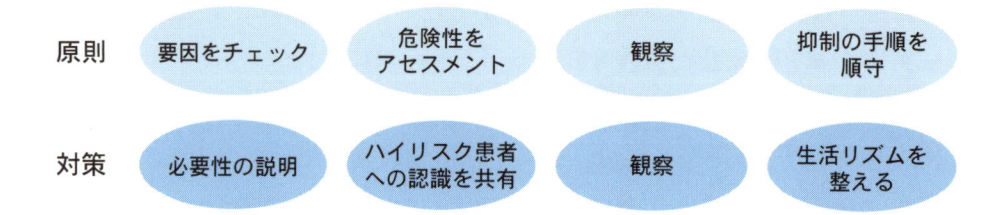

原則	要因をチェック	危険性をアセスメント	観察	抑制の手順を順守
対策	必要性の説明	ハイリスク患者への認識を共有	観察	生活リズムを整える

②実施していない

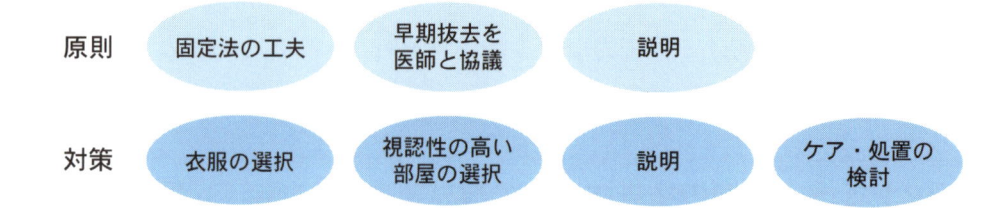

原則	固定法の工夫	早期抜去を医師と協議	説明	
対策	衣服の選択	視認性の高い部屋の選択	説明	ケア・処置の検討

2) 病棟別実施状況
3) 消化器外科でチューブ類挿入の件数が多い病棟の場合を例に検討

①実施している

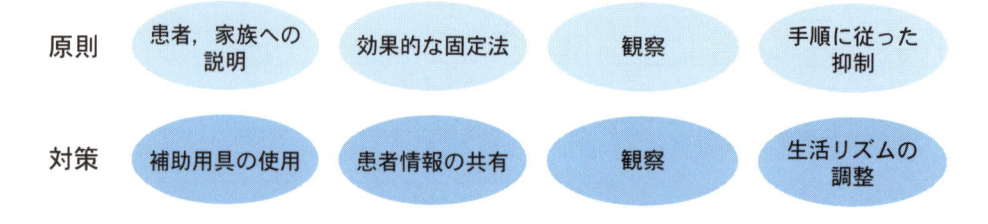

原則	患者, 家族への説明	効果的な固定法	観察	手順に従った抑制
対策	補助用具の使用	患者情報の共有	観察	生活リズムの調整

②実施していない

原則	固定方法の工夫	早期抜去を医師と協議		
対策	衣類の選択	チューブ類管理の説明	視認性の高い部屋の選択	処置, ケアの方法の検討

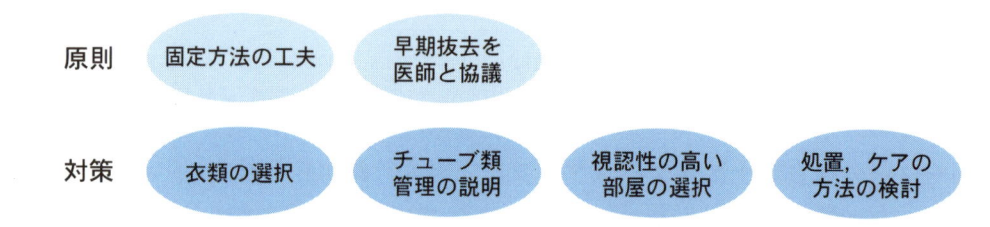

（3）成果責任の設定による師長の意識の変化

　看護経営学の研修の中で，リーダーシップ，マネジメント，コーチング，成果責任，目標管理などについて学習してきた。しかし，「質の高い看護を継続的に提供する」という成果責任の業務活動に，「目標を管理する」とあるが，この課業を意識して目標を管理していた看護単位は少なかった。また，成果責任の明文化作業と同時期に，『目標管理シート』を各看護単位で活用するように配布したが，利用していた部署は数ヵ所だったのが現実であった。

　そこで，2002年度からは，看護部の組織活動と目標を管理し，目標達成に向かって成果が生まれるような活動と評価ができる形にするために，組織および委員会活動のあり方と，看護単位を含めて目標管理の標準化によって刷新を図った。

　これらのことから変化として言えることは，今までの意識や行動，方法では成果が得られなかったことが，管理者のマネジメントにより，周知徹底する方法や計画，行動に対して新たな方策が考えられるようになったことである。

　また，従来の師長学習会のグループ課題では，管理や実践に活用できるものにまで至らなくてもよしとしていたが，今では証しとしての形ある成果や，評価するために必ず効果が見えるように，評価方法を計画時に組み込む意識が加わり，実践している。このことは，委員会活動においても同様である。企画・実施したことに対して，今では当たり前であるが，必ず評価方法を検討し，評価して，次回企画の課題を明確にするというマネジメントサイクルを回している。

　さらに，成果責任は，師長・主任昇格者の「昇格者研修」の際の役割の確認や，日々の仕事として具体的な行動をどのような視点で行うか，行っているかなどの確認や指導に活用している。

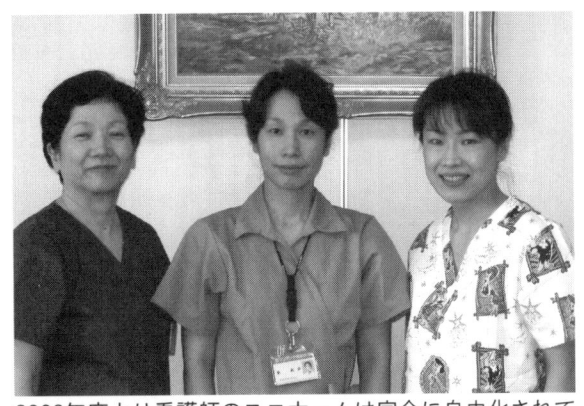

2003年度より看護師のユニホームは完全に自由化されている。色・柄・デザインとも自分の好みで選べるようになった。患者の評判も上々である。

表9　主任の成果責任※設定作業プロセス

作業内容	グループ	講師	学習会全体	ワーキンググループ	個人
1年目					
① 成果責任とは何かについての講義を受講		○			
② 主任が日々行っている業務を認識し，文章化	○				
③ 主任が日々行っている業務を機能別に整理	○				
④ 日々行っている業務を機能別（業務活動）に整理			○		
⑤ ④で機能別に整理した内容のキーワードを抽出	○				
⑥ ⑤で整理した内容のキーワードを共通理解			○		
⑦ キーワードと師長の成果責任を連動させ，主任の成果領域を検討				○	
⑧ ⑦の成果領域を基に，グループで分担し主任の成果責任を明文化	○				
⑨ ⑧で分担した課題を持ち寄り，全体で成果責任を共通理解			○		
⑩ 師長の代表と主任の成果責任を検討し修正					
2年目					
⑪ ⑩の**成果責任**※と③，④を基に**業務活動**※を明文化	○				
⑫ ⑪の成果責任，業務活動と③，④を基に**課業**※を明文化	○				
⑬ ⑪，⑫の業務活動，課業を全体で検討し共通理解			○		
⑭ 成果責任，業務活動，課業の全体を師長の代表と検討・修正					
⑮ 完成					

※具体的内容はCD-ROM内の「主任の成果責任」を参照。

図15　看護業務とマネジメント

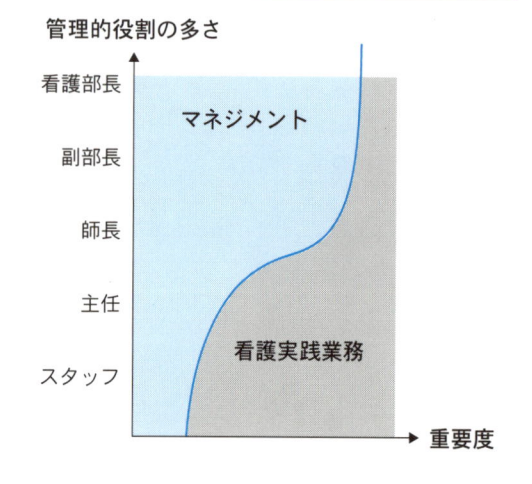

縦軸：管理的役割の多さ（看護部長、副部長、師長、主任、スタッフ）
横軸：重要度
領域：マネジメント、看護実践業務

表10　主任の成果責任

1. 質の高い看護を継続的に提供する。
2. 自律した看護職を育成する。
3. 活性化された職場風土を醸成する。
4. 看護サービスを効率的に提供する。
5. 倫理に基づいた看護を実践する。
6. 危機管理システムを活用する。
7. 看護研究を継続的に実践する。
8. 地域の看護関連活動を実践する。
9. 病院経営を考えた看護活動を実践する。

4 主任の成果責任

　1999年，主任の成果責任を設定するにあたっては，まず師長の場合と同様に講師の講義を受け，学習した。その後師長が，主任の成果責任を設定する際のワーキンググループのメンバーを指導したり相談を受けながら，グループワークと全体討議によって共通理解を深めつつ進めた（**表9**）。

　主任の成果領域（図10参照）については，主任と師長の職務の違いはどこにあるかという視点を中心に置いた。主任の職務は師長と同様に管理的役割を担っているが，師長と比べ，「**看護実践業務**」，スタッフ指導業務の比重が高いことを最も意識して「**課業**」「**業務活動**」を作成した（**図15**）。

　主任の「**成果責任**」（**表10**）については，業務役割の比重の違いはあっても，職務の目指すところは同じであるという認識で，ほぼ同様の内容で設定した。ただし，それぞれに用語の使い方にこだわりを持ち，同様の意味であるが使う単語を違えた箇所がある。それは，師長として，主任としてなじみがあるとか，ぴったりする，違和感がないなどの理由で，それぞれの集団の特徴を表現したところでもある。**表11**の例のように，ほぼ同様の成果責任でありながら，師長の成果責任では「プロフェッショナル」という言葉を使っているのに対して，主任は「自律した」という言葉を選択している。

　主任の成果責任も2年あまりを経て完成した。世の中の変化に伴い医療・看護に求められることもまた変化するため，2003年度は「看護サービスを効率的に提供する」「倫理に基づいた看護を実践する」の課業の見直し作業を行っている。

　主任の中には昇格当初，「主任の役割がよくわからない」と悩む者がいる。明文化した成果責任と課業を理解して，早い時期に役割とその行動が結び付き，仕事の成果が生み出せるよう役立てられればしめたものである。

　師長および主任の成果責任を検討する作業プロセスの中で最も時間を費やしたのは，職務の"あるべき姿"としての「課業」「業務活動」をどこに置くかというところである。個々によって考えや認識の違いがあることは当然である。このことを前提にディスカッションして共通理解，共通認識することが検討作業プロセスの中で最も重要である。また，課業の内容や用語に対する認識が異なるものもあり，類似する言語の意味を辞書で確認するなど，言葉の意味や概念を丁寧に確認する作業は，師長にとっても主任にとっても良い学習の機会になったといえる。

表11　成果責任の例

看護部長の成果責任
1. 質の高い看護を維持するためのシステムを実現する。
2. 院内外の人的資源を開発・育成する。

看護師長の成果責任
1. 質の高い看護を継続的に提供する。
2. プロフェッショナルとしての看護職を育成する。

主任の成果責任
1. 質の高い看護を継続的に提供する。
2. 自律した看護職を育成する。

5 臨床指導者の成果責任

　臨床指導者は，2003年度の年間の学習課題の一つとして，全員で成果責任を設定し業務にあたることを目標に取り組んでいる。成果領域を「臨床指導」に限定して設定する計画で進めている。

　まず副看護部長が「成果責任と目標管理」というテーマで，①成果責任とは何か，②成果責任を設定する方法，③成果責任を果たすことは目標を管理すること，などについて概論と，作業する上でのポイントなどについて講義を行った。1時間ぐらいの学習であったが，指導者はおそらく「成果責任とは何？」で終わってしまったのが正直な感想だったと推測する。なぜならば，師長も学習当初の「看護経営と成果責任」の講義を受けた時は，皆そうだったからである。それでも師長の場合は，何度も講師の講義を受け，3～4年の時間を費やし，今に至っている。師長もここに来てやっと，管理者として「成果責任」という意味と行動がつながってきたところである。

　したがって，あやふやながらも指導者それぞれが自らに問いかけて，「臨床指導者の仕事は何か」「どのような仕事の結果を生み出すことが臨床指導者の役割なのか」と考えることによって，多くのことが見えてくることを期待している。またグループワークの中で，メンバーによる仕事の範囲，考え方，方法などへの認識の違いについてディスカッションすることが大きな学びとなるのである。

❻ スタッフの成果責任

　スタッフの成果責任は明文化していない。しかし2003年度から，目標管理制度の導入を開始した。各自が立てた目標に向かって計画・実行し，自らの成長とそれぞれの役割を意識して仕事を行うことによって，その組織の目標に向かって何らかの成果を生み出し，貢献することができると考える。また個人の目標管理についても，管理者のサポートを受けながら専門職として自らを律し，職場内外の環境や刺激も利用して，より大きく成長できるように必要な学習を計画的に行い，目標達成できることを期待している。

❼ 委員会・看護単位（セクション）での成果責任

　前述したように，2002年度から委員会は，看護部の目標に対して下位目標としてリンクさせた。また，「目標アクションプランシート」を用い管理内容を標準化したことによって，それぞれの委員会が1年間の活動で何を行い，どのような活動結果を出せばよいのか，ゴールを表現しておくことによって明確になった。

　看護単位についても同様のことがいえる。看護部の下位目標として看護単位の目標をスタッフと一緒に立案し，アクションプランに対して係やグループ，個人の取り組みなど役割分担を明確にする。加えて，ゴールに合わせて具体的なスケジュールを設定して計画を進めることによって，スタッフ誰もがどのような成果を出せばよいかゴールによって明確であり，進行状況も確認しやすい。さらに，一覧表にしたことで，同メンバーにも他者にも一目瞭然であることが目標管理を容易にし，確実になった要因である。

　目標管理内容の標準化により，委員会，看護単位の一人ひとりが，どのような成果（ゴール）を目指して今，何の目標に対して活動（仕事）しているのか，また自分の役割として何の仕事を行えばよいのかが従来より明確になった。

3 十字形チャートによる現状分析

図16 現状分析と「あるべき姿」の確認

1）現状分析
　十字形チャートを用いて分析

	強み	弱み
内部環境 （内部評価）	・強みは何か （強みと思えること）	・弱みは何か （弱みと思えること）
外部環境 （外部分析）	機会 ・自分たちにとってチャンスは何か	脅威 ・現在あるいは将来において，自分たちを脅かす存在は何か

↓

あるべき姿

2）問題の明確化
　①あるべき姿を明確にする
　②現状の把握および確認（分析）
　③問題の発見→問題の明確化

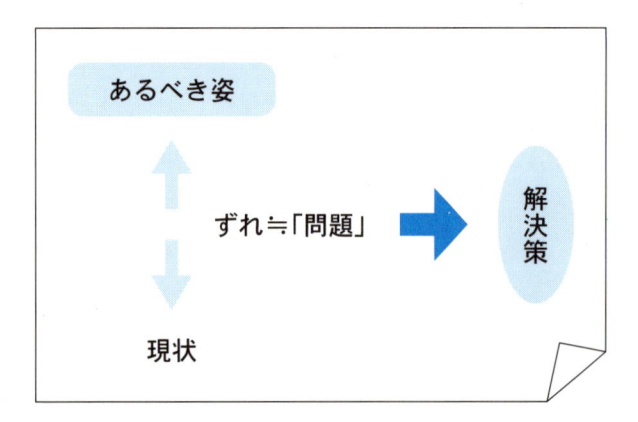

あるべき姿
↕
ずれ≒「問題」 → 解決策
↕
現状

目標を設定する際には，まず置かれている現状を分析し，認識することから始まる。数年（3～5年）後を見据えての将来像，「あるべき姿」を意識しながら目標を設定していく。

十字形チャート（SWOTアナリシス）は，このような自施設の現状（環境）を分析する際に用いられる一つのツールである。

1 組織や個人の現状分析に役立つ

十字形チャートでは，現状を図16のように分類する。まず「内部環境」と「外部環境」を上下に分類し，さらに「内部環境」では「強み (strength)」と「弱み (weakness)」，「外部環境」では「機会 (opportunity)」と「脅威 (threat)」を左右に分類する。つまり，内部環境の視点から「強み」と「弱み」を，外部環境の視点から「機会」と「脅威」を考える。

この十字形チャートは，組織や個人の現状を分析したり認識する際に整理しやすく，かつ全体像を把握しやすいのが特徴といえる。また，どれだけ現状が認識できているか，どのようなとらえ方をしているかなど，他者と意見交換することによって全体像が膨らみ，より問題が発見しやすくなる。

2 十字形チャート

1）内部環境の「強み」と「弱み」を表現

自分（自施設）の具体的な強みは一体何なのか，まず強みと思える事柄を何でもよいので挙げてみる。強みと弱みはコインの裏と表の関係である。人間の性格と同じように，強みはある点で弱みになったり，逆に弱みが強みになったり，見る人によって認識が異なるものである。したがって，あまりこだわらないで認知していることを表現し記入する。強みと弱みは過去から現在の状況である。強みとも弱みとも考えられる内容についてはプラス思考で考え，強みの分類の中に表現する方がよい。

次に，自分の具体的な弱みは一体何なのか，弱みと思える事柄を挙げてみる。弱みとしては，「本当はこうありたいのだけれども，なかなかできていない」というように，「あるべき姿」と実際はできていないところを照らし合わせて記入する。

2）外部環境「機会」と「脅威」

　機会は，自分（自施設）にとって機会（チャンス）となるものは何なのかを挙げる。

　機会と脅威は，現在から近い将来への状況分析である。特に機会は，その事柄を利用する意味で最も大切である。病院（看護部，病棟，自分）が今後，活性化し発展するかどうかが，ここにかかってくる。

　何が自分のあり方や将来を脅かす存在なのか，この脅威となる対象を明確に認識しなければ，成功するためのコツにたどり着くことはできない。周りの動きや外部からのいろいろな働きかけに対して，それをチャンスととらえるか，脅威ととらえるか，その立場や考え方によってもとらえ方が変わってくる。

　例えば「師長の交代」という出来事について，「チャンス（機会）だ」と考える人もいれば，「不安（脅威）だ」と考える人もいるであろう。情報開示に関する社会の流れに対しても，「自分の病棟では，以前からインフォームドコンセントに積極的に取り組んできたのでチャンスだ」と考えるか，「自分の病棟で行っている看護に自信が持てないので，とても脅威だ」と考えるかで，分類が変わってくるのである（図17）。

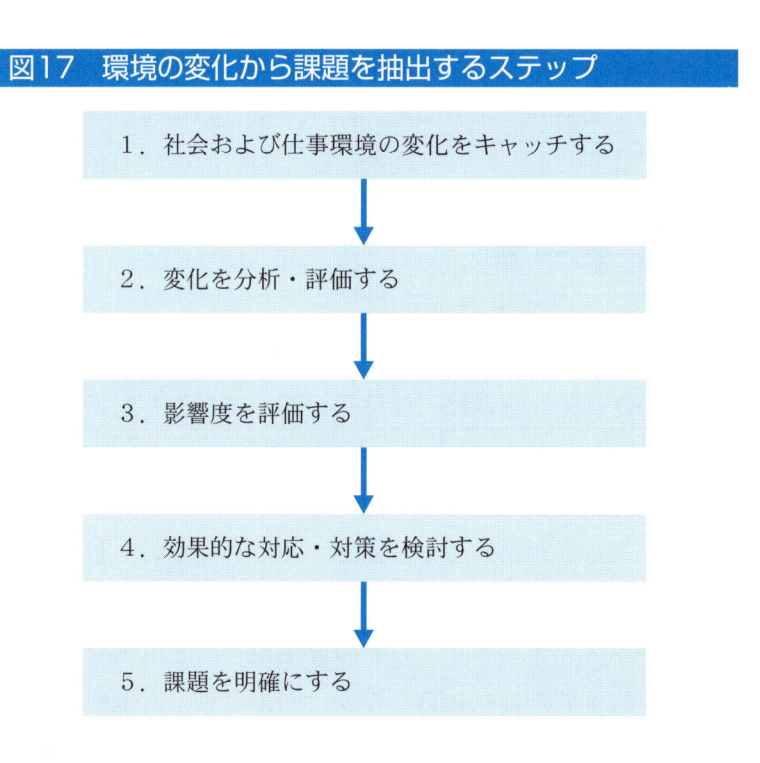

図17　環境の変化から課題を抽出するステップ

1. 社会および仕事環境の変化をキャッチする
2. 変化を分析・評価する
3. 影響度を評価する
4. 効果的な対応・対策を検討する
5. 課題を明確にする

3 分析を通して意思疎通も円滑

　分析については，個人単位でもグループ単位でも分析することができる。ただし，グループで分析した方が効果的である。同じ病棟スタッフ同士であっても視点やとらえ方が違うので，多角的な分析が可能になるからである。さらに，互いの考え方を認識する場にもなり，今まで見えなかったスタッフ像などが見え，スタッフ間の意思疎通も円滑になる。

4 現状分析の視点

　十字形チャートに記入された内容を基に，以下のような視点で現状を分析する。
① 外部環境と内部環境のギャップ
② 内部環境の強みと弱みのギャップ
③ 外部環境の脅威と機会のギャップ
④ さらに強めたいこと
⑤ 強みに変えたい弱み
⑥ 機会をさらに生かすこと
⑦ 機会に変えたい脅威

　まず，「外部環境と内部環境のギャップ」「内部環境の強みと弱みのギャップ」「外部環境の脅威と機会のギャップ」を比較する。つまり，どういうところにズレがあるか，ギャップがあるのかを見るのである。例えば外部環境であれば，それをチャンスととらえているのか脅威ととらえているのか，相反することを挙げていないかなどに加えて，現状よりももっと自分の強みとして強めたいことは何かなどを検討し，アセスメントに記入する。

　強みをより強化するためには，機会を自分の強みで最大限に生かすことである。せっかくの機会を自分の弱みで取り逃がさないためにどうするか考えることである。また，脅威であっても，自分の強みで機会とするにはどうすればよいか，脅威と弱みで最悪の状態を招かないためにどうするかについてアセスメントする。このアセスメントをする際に，①〜⑦をいかに戦略的に利用するかが重要である（戦略的成功要因の検討）。

表12　十字形チャート分析の実際（看護単位）

	強み	弱み
内部環境	・神経精神科単科 ・全体の4分の1の看護師が他科の勤務経験を持つ ・係の活動は積極的であり，2002年度目標の達成評価は，A評価41％，B評価36％，C評価23％ ・監査結果を生かしている ・問題解決過程の活用ができている ・医師とのベッドコントロールシステムがある 　在院日数26日で目標をクリアしている ・書類の管理がしっかりしている ・医師との情報交換の時間を持っている ・フォーマット化が定着している ・計画，実施，評価のサイクルを実施できている ・師長交代（教育担当経験，神経精神科の経験がある） ・看護研究の実施	・2交代制における夜間休憩が取れない（情報不足により，その必要性を把握できなかったため） ・実施している内容への意味付けが不足（概念化）している ・計画推進の方策について知識不足である ・神経精神科の看護関連講師が不在である ・インシデントの発生要因は転倒と与薬 ・神経精神科独自の看護の証しが見出せていない
	機会（チャンス）	脅威
外部環境	・前師長によるスーパーバイザーの保証 ・理事長が前神経精神科部長 ・面接の実施 ・パス作成推進中	・神経精神科における「自律した看護」への欲求 ・急性期医療の提供の要請 ・他科より，「看てくれない」「精神科ベッドに受け入れてくれない」というレッテルとクレーム ・2005年度には近隣に新病院が開設される ・診療報酬のマイナス改定があった

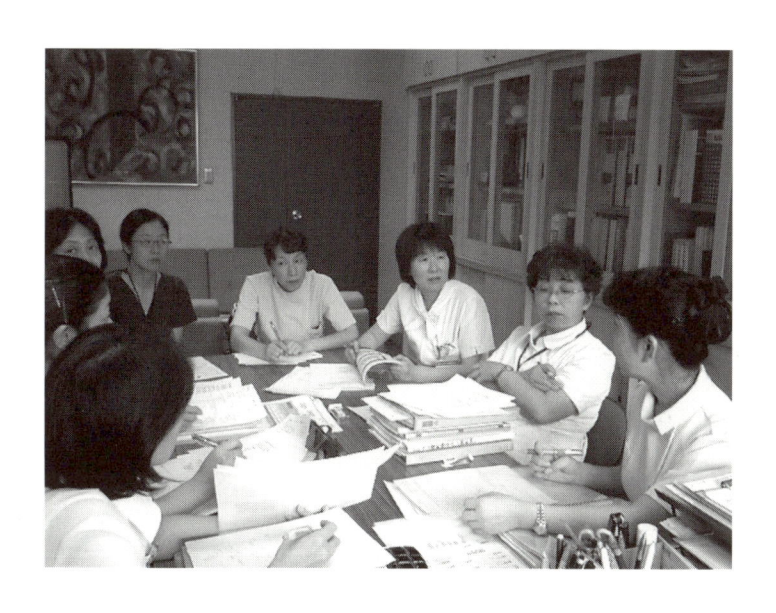

5 十字形チャート分析の実際

　表12は神経精神科病棟での分析事例である。

　積極的な係の活動や目標在院日数の達成，また監査結果を生かそうとするなど，いろいろな取り組みがなされている強みを持った活発な病棟である。他方，実施している行為をレポートや研究としてまとめるなどの，内容の意味付けが不足しているのが弱みだと考えられる病棟である。

　外部環境としては，師長の交代は大きな出来事であり，機会とも脅威とも考えられているが，新しい師長は教育担当経験があり，今後はより教育が充実していくであろうということを機会としてとらえている。また，脅威としては，急性期医療を提供するよう地域からの要請を受けているが，対応しきれていない。その状況の中で新しい病院が開設されることになり，良い医療を提供しないと新設の病院に患者が移ってしまうのではないかという危機感も抱いている。

　急性期精神科医療の要望に応えきれていないという状況をズレととらえ，今後は新しくコンサルテーションシステムを確立するという目標を立てる方法もよいと考えられる。病棟内部はうまく運営されているので，新たなシステムを確立することに対しても，スタッフも「やってみよう」とポジティブに取り組む姿勢は十分ある。無理が生じない程度に，制約条件をアセスメントしていくことが肝要である。

表13 十字形チャートのアセスメント表

アセスメント

（1）看護師の特徴としては，大学卒業者が2名，進学希望者もおり，学習意欲は高い傾向にある。院内の平均年齢（28.5歳）に比べても27.4歳と若く，変化への対応もスムーズな点から，成熟しつつある集団と判断する。

（2）科の特徴から，看護チームは固定され，機能的に計画されている。

（3）医師の協力もあり，入院患者の情報の共有が図れている。入退院が激しく，在院日数26日，病床稼働率92％である。より時間の効率と質を考えると，標準化の推進が望ましい。

（4）他科より，精神科の兼科患者への看護の不安が聞かれるが，これまでは医師のみの介入であった。要求への対応をしつつ，院内全体のリスクを考え，ネットワークをつくることが重要である。

（5）学習意欲，研究発表，医局との合同研究発表の場があることから，自己研鑽しやすい。看護の行動の意味付けが加われば，さらに自信を高めることができるだろう。

あるべき姿

・看護部の理念に基づき，病棟の理念としてコア・ケア・キュアの看護の内容を明確にする。

・他科の要請に応じたコンサルテーション活動を実施する。

・神経精神科看護の教育プログラムを開発する。

・標準化の推進（パス，看護計画）を継続する。

・先輩の実践している看護の技を継承していく。

・研究的視点での看護実践の強化を図る。

・チーム医療を確立する。

・倫理的感受性の育成を図る。

・ナレッジマネジメントの導入を図り，学習する組織をつくる。

・外来への継続看護の充実を図る。

6 「あるべき姿」の記入

　アセスメント表の「戦略的成功要因」は，将来的（数年後）にはこうあってほしいという期待を記入する。本事例では，現状の分析すべき内容よりも，将来を見据えた目標を掲げた（**表**13）。

　「ナレッジマネジメントの導入」や「倫理的感受性の育成」などをいきなり目標として挙げながらも，自分たちの看護の内容を明確にしておこうという観点から「看護部の理念に基づき，病棟の理念としてコア・ケア・キュアの看護の内容を明確にする」と挙げている。

　目標には，それ自体に「ちょっと頑張ってみよう」というチャレンジをも含んでいる。それと同時に組織の目標，例えば看護部目標，委員会目標，セクション目標，そして個人の目標とが密接につながっている。これらが最終的に理念につながることで，各部署の良質な看護ケアの提供が看護の成果となるのである。

7 十字形チャートの特徴

　十字形チャートの活用は，病院，病棟，看護部，自分自身の長所・短所などが認識でき，能力の育成に役立てることができる。また，全体像を見据えてさらに自分を知ることにより「井の中の蛙」から脱皮することができ，将来の方向性が見えてくる。これらの分析を通して，企画力，創造性など，能力の向上につながり，人材教育のツールにもなる。

　十字形チャートによる分析はマネジメント全体の頭脳部であり，心臓部でもあるので，看護部や病棟，個人が自己認識できるようになり，動的状況分析能力を養うことができる。自分自身のキャリアを含めたライフプランの作成をはじめ，看護診断や看護計画，リスクマネジメントなど，どのようなテーマでもこれを応用して作成でき，問題解決，意思決定時の手法ともなる。分析によって方向性が確認できたら，次に目標を立案して個々の目標管理に結び付けることができる。

4 目標設定の方法

表14　効果的な目標の設定

- □ 具体的である
- □ 達成可能である
- □ 評価しやすい
- □ 現実的である
- □ 理念や方針と整合している
- □ 期間を区切る（タイミング）

表15　目標の表現方法

「私は（病棟は）
- □ 手段，方法
  - ・どのようにして
- □ 指標
  - ・何を
- □ 水準
  - ・どのくらい
- □ 期日
  - ・いつまでに

⎫ 単純明快に表現する

～する」

表16　目標の表現例

〈例〉私の〇〇病棟は，12月までに医師と100の症例を基に，胃ポリペクトミーのパスの試作を1例作成する。

私の病棟は，　（表現しなくてもよい）　　　【具体的表現】

- □ 手段，方法
  - ・「どのようにして」 ── 医師と100の症例を基に
- □ 指標
  - ・「何を」 ── 胃ポリペクトミーのパスを
- □ 水準
  - ・「どのくらい」 ── 試作を1例
- □ 期日
  - ・「いつまでに」 ── 12月までに達成する。

組織に属する職員は，組織の理念・目的に貢献するために長期的または短期的に仕事の目標を設定する。つまり，仕事の方向性を明らかにし，計画的に仕事を行い，成果を生み出すために，組織または個人の目標を設定するのである。したがって，組織の成功や個人の仕事の成功は，目標の立て方とその目標の管理の仕方に左右されると言っても過言ではない。

その目標は，「われわれの仕事（成果）は何であるべきか，何をすべきか」という問いに対する答えを具体的な行動に移すためのものである。目標を設定するにあたっては，現実的で達成可能な目標を具体的に示すことが大切である（表14）。

1 成果目標を表現する

目標の表現は，表15，16に示すとおり，ある課題（仕事）に対して手段・方法，指標，水準，期日，行動を盛り込み，単純明快に表現することが望ましい。原則として，1つの目標の中には課題は1つとし，「○○を△△する」という表現にする。

例えば，「リスクマネジメント学習会を実施後，マニュアルを作成し，針刺し事故を防止する」といったように，いくつもの内容を盛り込むと，評価しにくくなるので避ける。

2 優先順位の確認

目標の数は，7±2個が望ましいといわれている。あれもこれもと盛りだくさんの目標を設定するのではなく，毎年行わなければならない仕事（学習会，新人教育など）はルーチン化するなど，特に目標設定期間（今年度）に集中して力を注ぎたい仕事・課題（取り組む業務）だけに絞ることが重要である。

数個の目標を設定したら，その目標によって優先順位，または重み付けを確認する必要がある。優先順位の考え方は，その組織や集団の特性，職務によって優先しなければならないこと，今年度中に必ず実施したいことを優先する。年度途中で緊急に取り組まなければならない課題が飛び込んだ場合，次年度に回せるような内容のものは，優先順位を低くするとよい。

表17　目標管理が機能しない理由

1. 現状分析とあるべき姿の設定が不十分なため，組織の問題とマッチしない。
2. 目標が高すぎる。
3. 目標立案を上層部（トップ）だけで決めたため，職員の関心が得られていない。
4. 目標および計画内容について職員個々に対する説明が不足している。
5. アクションプランの設定が不明確である。
6. ゴールおよび評価基準の設定が不明確である。
7. それぞれの目標に対して具体的なスケジュール（5W1H）が不明確である。
8. 計画に対する進捗状況のフォローが徹底していない。
9. 役割分担による責任の分散が不備である。
10. 管理者のマネジメント能力が不足している。

表18　成果目標

□成果目標とは，自己の職務に対して設定された成果責任をベースにして，その年度において自ら（組織集団）が達成すべきことのストーリーを描くことである。

表19　目標設定

1. 看護部の目標とリンク（連動）させる。
2. アクションプランを設定する。
3. ゴールを設定する。
4. 具体的年間スケジュールを立案する。
   ◇誰が
   ◇いつから
   ◇どのくらいの期間で
   ◇作業内容

※毎年ルーチンとして行っていることは除く。

表20　問題の明確化

□十字形チャートによるアセスメント
□問題の種類
　修正，改善，変革，強化
　新たな取り組み
□看護部の目標とリンク（連動）
※定着したルーチン業務は除く。

3 目標管理がうまく機能しない理由

　半年あるいは1年の目標を立てたにもかかわらず計画倒れになった，ひどい時には「こんな目標を立てていたのですね」などと目標を忘れているような言葉が聞かれたら，その組織や集団の目標管理は機能していないといえる。
　目標管理が機能しない理由としては，表17のようなことが挙げられる。
　これらのことが起こらないよう，管理者はリーダーシップ能力を発揮し，マネジメント能力を活用することが重要である。つまり，スタッフ一人ひとりが自分たちの集団の目標であるという意識と役割責任を持つことが重要である。そのためには，いつ，誰が，どのように行うのか，具体的にその組織のメンバーと話し合った上で一緒に立案し，役割についても能力に応じて責任者を決め，偏らないように分担することが必要である（表18）。また，管理者は個々のメンバーの取り組み状況を把握し，個の状況や能力に応じたコーチングをしながらスタッフを育成することも重要な役割である。

4 成果目標とは

1）理念，目的，方針，目標の一貫性を確認

　成果目標を決める際は，必ず組織の理念，目的，方針を確認し，その内容を踏まえた上で，連動させながら検討することが重要である（表19）。同時に，それぞれの職務（部長，師長，主任，臨床指導者など）ごとに設定されている成果責任を確認して，役職としてあるべき姿，生み出すべき成果は何かについて再認識しておく必要がある。

2）現状分析と問題の明確化

　目標を設定する際の作業として，組織の現状を分析し，認識するために，現在施設が置かれている組織の環境要因を分析することが重要である。その方法としては，44ページで示したような十字形チャートを利用して分析してみると全体像が把握しやすい。
　現状分析によって組織の現状が認識できたら，次はその組織における問題を明確にすることが必要である（表20）。
　問題の明確化とは，その組織の「現状」と「あるべき姿」との差（ギャップ）は何か，どのようになっているのかを考えるプロセスである。管理者は，その差（ギャップ）を「あるべき姿」に向かって解決するために，いかにその仕事に取り組むかをマ

図18　マネジメントサイクル

目標達成のために必要な能力を発揮

```
            Planning
              計画
     ↗                ↘
   処遇                管理
 Rewarding          Managing
                    Coaching
     ↖                ↙
              評価
           Evaluating
```

```
問題の明確化
    ↓
  目標設定
    ↓
目標達成度の評価
```

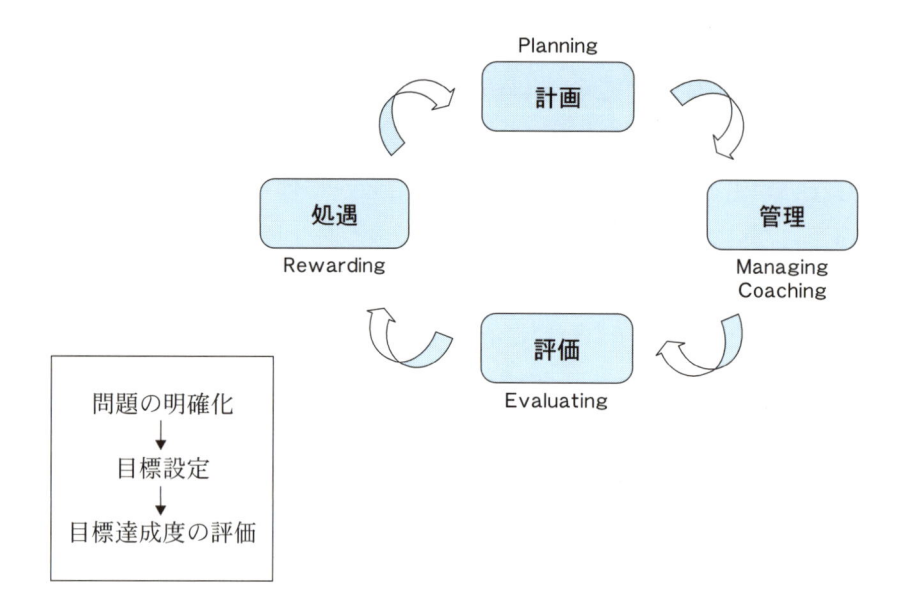

表21　目標達成度の評価

☐ アクションプラン，ゴール，スケジュールは目標に対して適切だったか。
☐ 目標の管理を計画的にできたか。
☐ 進捗度の確認，修正が適切にできたか。
☐ マネジメントサイクルを機能させることができたか。
☐ 評価の手段・方法を検討（選択）し適切だったか。
☐ 評価基準を設定する。
☐ 評価の妥当性を確認する。
☐ 次年度の課題を明確にする。

表22　評価基準

評価基準

S：チャレンジが成功
　　期待をはるかに上回る結果

A：期待以上の結果

B：期待どおりの結果

C：期待以下の結果

D：期待をかなり下回る結果

つまり，その仕事に対する問題を解決し，成果を生み，成功させるために目標を設定し，目標管理を行うのである（図18）。

3）"あるべき姿"と仕事の戦略化

組織の中での仕事のあり方や結果に対しての「あるべき姿」とは，こうあってほしいという期待像である。

管理者は，自分の組織に対しての「期待像＝あるべき姿」を常に構想し，ステップアップしていくことが重要な責務である。「あるべき姿」を描いたならば，目標への到達を阻む問題を見つけ，その課題をマネジメントしていくのである。解決すべき問題をマネジメントするにあたって，いつ，誰が，どのように取り組めば成果が生まれ成功するかを考え，作戦を立てることが仕事の戦略化である。

5 評価レベルの設定

目標を実行したら，目標達成度に対して統一した評価基準が必要である。部署や個人によって評価基準が異なっていては，その部門や部署全体の達成度を把握する際に客観的評価が困難で，主観的評価になりがちである。したがって，達成度の評価を明確にするために，ゴールは数値目標あるいは，証しの見える内容で設定することが重要である。また，部内で統一した評価基準を設定し，同じ指標で見ることが望ましい（表21, 22）。評価基準を統一することによって，看護部全体として達成度が確認・評価できる。また各部署においても年時推移として比較したり，何割できたのかが明確になる。

6 目標の質の確認

目標設定にはバランスが必要である。そのバランスには次の3種類がある。
① 施設，組織の利益とのバランス
② 近い将来（短期的なもの）と遠い将来（長期的なもの）との間のバランス
③ ほかの目標とのバランス，つまり目標間（施設と部門間，部門と部署間，部署と個人間など）との関係に整合性があるか

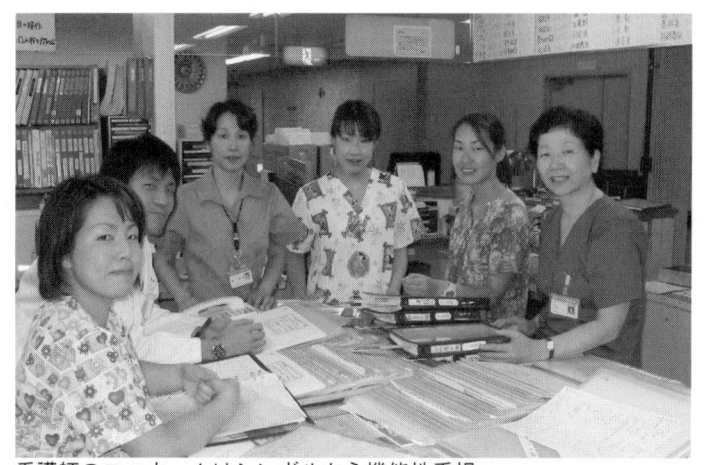

看護師のユニホームはシンボルから機能性重視へ

　まず，これら3種類の視点で目標が設定されているかを確認する。
　次に目標設定の中心課題は，改革（イノベーション）とマーケティングの2つに分類される。医療施設におけるマーケティングの考え方は，施設が継続的に成長していくために，いかに患者のニーズを満たすかという発想で取り組むことである。
　したがって次に確認することは，2つの課題の中でも特にマーケティングに関連する，患者のニーズを満たすための目標であるかである。
　さらに，①社会や組織に貢献できる，②組織が活性化する，③成果が得られる，④組織で働く職員個々が成長できる，という視点の目標になっているかを確認しながら，次回の目標を練っていくとよい。

第2章 成果を得るための方法

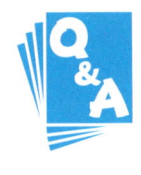

Q&A

Q：なぜ成果責任を明文化するのですか。
A：役割分担ごとに，生み出さなければならない仕事の成果の内容を明確にする目的があります。同じ役割を持つ人の仕事の個人差をなくすこと，組織内，チーム内でそれぞれの役割を持つ人の仕事の内容を理解し，ほかの役割を持つ人にも協力を得るという目的もあります。

Q：十字形チャートで分析したことは，実際に現場では何に活用されていくのですか。
A：目標を立案する時はまず現状の分析を行い，そして現状より良くするためにはどこを目指すのかが明確になっていなくてはなりません。現場では，現状とあるべき姿のギャップを課題として目標に掲げていきます。

Q：十字形チャートにある「あるべき姿」とは何でしょうか。
A：現状よりステップアップするためには，どうあったらいいのか，どこを目指していくのかが，あるべき姿です。もちろん，病院の理念や看護部の理念にリンクしたものでなくてはなりません。

Q：十字形チャートの項目である強み・弱み（強みだと思うが弱みでもある点），もしくは機会・脅威の両方に当てはまるようなことはどうすればよいのでしょうか。
A：見る立場や時期によって，考え方が裏腹になる場合もあります。ただそれをどう使っていくかだと思います。強みはより強みに，弱みは強みに変えていくことが大切です。

5 目標アクションプランシートを用いた目標設定

図19 目標管理の意義

何のために目標管理を行うのか

- 能力開発
- 人事考課への反映
- 組織目標の達成

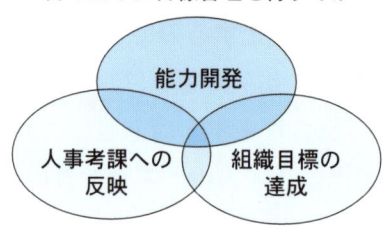

図20 悪循環と好循環の目標管理サイクル

【悪循環の目標管理サイクル】

- 受け身の姿勢
  Reactive
  「面倒くさいなあ」
- 気持ちの込もらない目標設定
- 必要最低限の取り組み
  「そういえば目標が…」
  「給与や賞与に響かない程度に…」
- 目標達成できない
  原因が特定できない
  達成したかどうかさえ不明

【好循環の目標管理サイクル】

- 職務環境の分析・理解
  Proactive
- 目標設定（上司との話し合い）
- アクションとその進捗管理
- 目標達成度の評価

看護の成果を生み出すために目標を管理する。目標管理という手法を用いることで，組織の目標の達成につながる。

　組織目標の達成には，セクション目標や個人目標が密接に関連している。そのため，スタッフ個々の能力を開発することも目標管理の重要な要素の一つである（図19）。

　目標には，それ自体に「ちょっと頑張ってみよう」というチャレンジの意味合いも含んでいる。なお，その目標達成度によって何らかの報酬が加わることを，人事考課への反映という。

1　好循環と悪循環の目標サイクル

　図20に好循環と悪循環の目標管理サイクルを示す。

　目標は毎年作成しているが，年度末になると「そういえば，こんな目標を立てたかも……」ということでは，ただ立てただけの「思い出目標」にしかならない。現実的かつ達成できそうな目標であることが望ましい。

　目標管理サイクルがうまく回り始めると，図21のような効果がもたらされる。

2　一貫性のある目標であること

　目標を設定する時には，「病院の理念」「看護部の理念」に向かってセクションの目標，係の目標，個人の目標が立案され，これらの個々の目標は一貫した流れでつながっていることが重要である（図22）。

　目標が明確であれば，自分が何をすべきなのかがわかり，自発的・積極的に行動することができる。何をすべきかが明確になっていないとパワーを持続することは難しく，目標が明確である場合と明確でない場合との目標達成度の差は大きい。

図21　好循環の目標管理が本人にもたらすもの

```
          環境分析
       →より広い視野
       →より深い洞察

自己評価・分析              目標設定
→より深い自己洞察        →上司とのより的確な
  （強みと弱み）            コミュニケーション
→より深い職務理解        →上下間のより良い
                            信頼関係

          進捗管理
       →より的確な
         自己管理
```

物事が進みはかどること

自分の置かれている現状を分析する。
↓
目標について，上司と話し合いを持つ。
（コミュニケーションを図る）
上司が何を期待しているか，部下はそれにどう応えようとしているかを話し合う。
↓
計画の立案については，その進行状況を把握し，
計画的に進める。
↓
実施したことは，必ず評価をする。評価をすることによって，
自己の強みや弱みを明確にすることができる。

図22　目標には一貫性が必要

A　病院の理念
　　看護部の理念
B　看護部の基本方針
C　師長の成果責任
D　看護部の目標
　　セクションの目標
　　係の目標
　　個人の目標

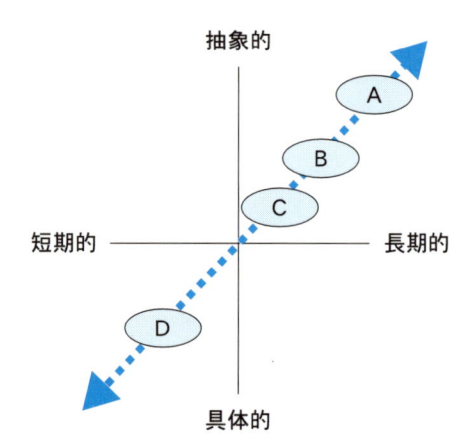

（縦軸：抽象的／具体的、横軸：短期的／長期的。A, B, Cは抽象的・長期的方向、Dは具体的・短期的方向に配置）

③ 「思い出目標」とならないために

　成果目標を「思い出目標」にしないためには，現実的な目標を立案し，アクションプランやスケジュールを立案する際，目標アクションプランシートを活用するのも良い方法である。

　当院では，看護部長，看護師長からスタッフに至るまで，さらに病棟単位や委員会活動においても目標と共にアクションプランを立案し，ゴール達成に向けて取り組んでいる。

④ 目標アクションプランシートの記入方法

　表23，24は，神経精神科病棟で作成された目標アクションプランシートである。表に沿って，当院での取り組みを紹介していく。

　表23は，2002年度の目標アクションプランシートである。

　一番左は，「看護部目標」である。例年1月頃に看護部目標が決まる。この例では5つの目標が立案されている。

　セクション目標は，看護部目標に対応して立案される。当然のことながら，昨年の目標達成度の評価や反省なども踏まえながら，自分たちの病棟では何を立案すればよいのか病棟の目標について話し合う。つまり，昨年のセクション目標の評価と今年度の看護部目標とを統合し検討する。本事例では，看護部目標「5．患者サービスの充実を図り，患者満足を高める」に対応したセクション目標として「7）プライマリナースの役割を明確にし，責任を果たす」ことを掲げた。患者サービスの充実を図り患者満足を高めるためには，継続看護の視点を考慮し，病棟看護師が退院後も患者にかかわっていくことが大切である。それによって，神経精神科病棟看護師自身の視点を広げることもできる。

　次に，ゴールを設定する。セクション目標7に対するゴールとして，「①病棟のプライマリナースの役割を成文化する」「②プライマリナースとしての満足感・充実感が持てる」とした。

　さらに，それらのゴールに到達するには，どのようなアクションプランを立案すればよいかを考える。本事例では，具体的方策として「①当院外来に通院する患者の退院サマリーを書く」「②神経精神科外来へ研修に行く」をアクションプランと決定した。次にタイムスケジュールを立てることになる。

表23　2002年度目標アクションプランシート

- ①看護部目標に沿ったセクション目標を立案する
- ③ゴールを見据えてのアクションプランを設定する
- ④アクションプランに沿ったスケジュールを立案する

看護部目標	セクション目標	アクションプラン		4月	5月	6月	7月	8月
1．急性期病院にふさわしい臨床実践能力を開発する	1）精神看護における看護の質を高める（コア・ケア・キュアモデル）	①毎月学習会を開催する（単発の学習会になっている。日々の技術に使われているのか？）	計画	←				
			実施		毎月開催できた			
		②認定看護師のコンサルテーションを受ける	計画					
			実施			実施		
2．安全管理体制の充実を図る		③院内の学習会・講演会への参加を促す	計画	←				
			実施		各個人が積極的に参加している			
		④学習会・講演会のファイルを作成する	計画	←				
3．包括評価に向けて効率的な看護ができるよう整備する			実施		実施できていない			
	2）看護過程を理解し，基準に沿った「経過記録」を記録する	①セクション支援を受ける	計画					
			実施	今年度はセクション支援が計画されていなかった				
		②記録監査の結果を活用する	計画					←
			実施					
4．北部病院開設に向けてのシステムづくりを推進する		③外来通院患者の退院サマリーを書く	計画	←				
			実施			72％の提出率		
		④POSの学習会を開催する	計画		←→			←→
			実施		5月予定であったが実施できなかった			
		⑤記録監査に協力する	計画		←			
5．患者サービスの充実を図り，患者満足を高める			実施			監査結果をまとめ提示した		
	3）インシデント・アクシデント数を2001年度より20％減らす	①インシデントカンファレンスの方法を検討する	計画	←				
			実施		4M－4Eマトリックスで分析を開始			
		②抑制方法・用具の工夫を行う	計画		←			
			実施			検討中		
		③事故防止マニュアルの周知徹底を図る	計画		←			
			実施			申し送り後抄読会を実施		
		④防災訓練を毎月実施する	計画	←				
			実施		毎月実施できた			
	4）スタンダードプリコーションを基に感染経路別対策を実施する	①スタンダードプリコーションのアンケート調査を実施する	計画				←	
			実施		解決策検討中			
		②学習会を開催する	計画					←
			実施					
		③医師・学生・他職種へ，指導・教育を行う	計画	←				
			実施	手洗いトレーニング教材を使用し手洗い指導を実施				
	5）精神科看護の標準看護計画とパスの作成をする	①保護室，嚥下障害，転倒・転落，希死念慮の看護計画を見直す	計画					
			実施		見直し作成終了			
		②パスを作成する	計画					
			実施		他部門との確認作業中			
	6）他職種と協働し，業務を改善する	①日勤業務の見直しを行う	計画					
			実施		意見を収集中			
		②業務検討カンファレンスを毎月開催する	計画	←				
			実施		タイムリーに業務検討ができていた			
	7）プライマリーナースの役割を明確にし，責任を果たす	①当院外来に通院する患者の退院サマリーを書く	計画	←				
			実施		72％の提出率			
		②神経精神科外来へ研修に行く	計画					
			実施					

⑤目標を立案した人が自己評価を行い，記入する

第2章 成果を得るための方法

⑥中間評価を行い，場合によっては目標を達成するためにアクションプランを修正することもある

②セクション目標立案後にゴールを設定する

⑦評価基準に基づいた評価を行う

中間評価	9月	10月	11月	12月	1月	2月	3月	ゴール	最終評価
B			毎月テーマを決め実施し，内容をファイル保存できた →					①学習目標を持ち，成果を発表する　→あいまいなゴール設定であった。　②院内外・病棟の学習会の50％に参加する　→病棟の学習会には，5～6割参加した。今後は，積極的に認定看護師のコンサルテーションを受ける。	B
B		実施していない →							B
B		係からの呼びかけがなくても，各学習会へ選択して参加している →							B
C			作成したが，学習内容の追加募集とまではいかなかった →					①看護の経過がわかる記録になる　→この内容の評価基準が明確ではなかった。転院患者のサマリーは全患者実施。勤務前にカルテからの情報収集はできていた。	C
C	中止	オレム看護論学習会参加者の活用もできなかった →							C
B							→		A
A			79％の提出率と前期を上回った						A
			←→		←→	←→			
C			師長の異動もあり，実施できなかった →						C
B			追加で情報開示の集計を実施し，課題まで明らかにできた →						A
A	← 第2・第4(火)4M－4Eマトリックスでの分析が定着し，改善策までつなげられた							①インシデント・アクシデント数が2001年度比20％減になる　→2001年度146件，2002年度2月までで226件と，1.5割増となった。ただし，ヒヤリ・ハットの報告が増加してきている。注射係が，申し送り後に医療事故防止マニュアルの項目を読み，1月からは月間テーマとし，3月からは自己目標の発表へと，抄読会の内容がより具体的となっている。保護室の患者の未確認の課題がある	A
C		他病院の方法を取り入れたかったができなかった しかし，抑制を外すための話し合いはされるようになった							C
B			精神科看護		与薬	注射	転倒・転落		A
B			毎月実施できた →						B
C			毎月具体的目標の提示があり，全員で取り組めた →					①スタンダードプリコーションの実践ができる　→手洗い，うがい，手袋の装着の基本が徹底できた。　②感染経路別対策が実践できる	B
C			できなかった →						C
B									B
A	←							①神経性食思不振症，境界型人格障害の標準看護計画を作成	A
C				修正				②全麻下電気痙攣療法のパスを作成する　→メンテナンス電気痙攣療法のパスを作成できた。	B
B	実施						→	①各勤務の「業務の流れ」を修正する　②効率良く業務を分担する	B
A			毎月第2(火)に実施し，スタッフの意見を取り入れた →						A
A	←							①病棟のプライマリナースの役割を成文化する　②プライマリナースとしての満足感・充実感が持てる	A
C		12月・1月の間に5人が実施。外来との一体化を考える参考となった							A

〔評価基準〕S：チャレンジした企画が成功　A：期待以上の結果　B：期待どおりの結果　C：期待以下の結果　D：まったくアクションなし

表24 2003年度目標アクションプランシート

看護部目標	セクション目標	アクションプラン		4月	5月	6月	7月
1. 看護サービスの充実を図り，患者満足を高める 5. 北部病院開設に向けてのシステムづくりを推進する	1）精神科病棟・外来の一体化への運用システムを考案する	①精神科外来の機能を分析する	計画	外来ファイルコピー	現状調査・評価ミーティング		
			実施		タイムスケジュール作成		
		②病棟・外来の継続看護を確立する	計画		スタッフへのPR		
			実施				
		③精神科外来看護のできる看護師を育成する	計画		係3名が研修する		
			実施				
	2）病棟警備との3人夜勤の実施を確立できる	④3人夜勤の業務の見直しをする	計画	実施			
			実施				
		⑤看護師・助手業務の見直しをする	計画		ファイル No.1		ファイル
			実施				
2. 包括評価に向けて効率的な看護を提供する	1）作成したパスを運用する	⑥病棟全体の取り決めに着手し，実用・推進していく	計画		医師とのカンファレンス		中間報告
			実施				
	2）1日検査入院の標準看護計画を作成する	⑦1日検査入院の標準看護計画を作成する	計画				
			実施				
3. 特定機能病院に求められる臨床実践能力を開発する	1）精神科看護におけるコア・ケア・キュア技術を明らかにする	⑧コア・ケア・キュアの学習会を行う	計画		概念について	学習会の実施	
			実施				
		⑨コア・ケア・キュアの言葉を用いたカンファレンスの実施ができる	計画				
			実施				
4. 安全管理体制の充実を図り，事故の未然防止活動を推進する	1）未然防止活動を推進する (1)「転倒・転落」を防止する	⑩転倒・転落の要因アセスメントシートを見直し，活用方法を検討する	計画				スコアシート基準作成（アンケート）
			実施				
	(2)「内服」患者に安全かつ確実に与薬が行える	⑪内服業務手順を見直し，新たに作成し活用する	計画			手順の作成	
			実施				
		⑫昼・夕・眠前薬の配薬時間とその体制を見直し，改善する	計画				
			実施				
	2）スタンダードプリコーションを基に感染経路別対策を実施する	⑬スタンダードプリコーションの周知徹底を図る（月別強化項目の作成）	計画	手洗い	うがい	アルコール綿の回収	
			実施				
		⑭感染症の患者の把握が統一できる	計画		表示の見直し	実践	
			実施				
		⑮新入職者・研修医への感染対策の指導ができる	計画		新入職者オリ	研修医オリ，手洗いトレーニング教材使用	
			実施				

第2章 成果を得るための方法

〔評価基準〕 S：チャレンジした企画が成功　A：期待以上の結果　B：期待どおりの結果　C：期待以下の結果　D：まったくアクションなし

8月	中間評価	9月	10月	11月	12月	1月	2月	3月	ゴール	最終評価
→		修正	修正したスケジュールで実行 →				評価		①精神科外来マニュアルの作成ができる（機能，役割，タイムスケジュール）	
→		スタッフへのPR →							②-1 外来継続の連絡用紙を10例使用する ②-2 看護サマリーを80％記載する	
				精神科経験2年目以上で交換研修参加 →					③精神科外来のできる看護師が3名になる	
評価・修正 →		実施 →					評価		④3人夜勤のマニュアルを作成する	
No.2		ファイルNo.3	ファイルNo.4		ファイルNo.5				⑤病棟オリエンテーションファイル1～5を見直し，修正できる	
表示		トライアル →		評価・修正		トライアル →			⑥運用基準に沿って，50％の患者に活用できる	
			立案	トライアル →		評価・修正		トライアル →	⑦作成したものを，後期は病棟スタッフの70％が活用できる	
		学習会の実施							⑧精神科看護におけるコア・ケア・キュア技術をそれぞれ1つ明確にできる	
		コア・ケア・キュアに基づいたカンファレンスの導入 →							⑨コア・ケア・キュアの言葉を用いて1事例カンファレンスができる	
				活用 →			評価		⑩転倒・転落の要因アセスメントスコアシートの活用によって，アセスメント視点の基準の成文化ができる	
活用		活用 →					評価		⑪「与薬準備」「与薬過程」におけるミスが2002年より5％減少する	
			配薬体制についての話し合い	検討 →		実施	評価		⑫⑪と同様	
擦式手指消毒剤		針廃棄ボックス	手袋	保護室物品	点滴時ゴム栓アルコール消毒	感染症シール表示	便器・尿器		⑬患者自身，他患者への感染を拡大させない	
→		実践							⑭⑬と同様	
						看護師・医師，手洗いトレーニング教材にて評価 →			⑮指導がなくても実施できる（個々が自己の課題を認識できる）。手のどの部分が汚れているのか言える	

表25　目標管理の手順

■ 思い出目標にしないための目標管理

- □ ／（　）　セクション目標提出
  　　　　　　（ゴールを含む）
- □ ／（　）　各目標に対してアクションプラン
  　　　　　　および具体的年間計画を立て提出
- □ ／（　）　中間評価提出
- □ 1月中旬　年間目標評価の提出

■ ゴールの設定

> 定量化され，証しが見える表現にする

〈例〉
- □ 数値目標を設定
  ・褥瘡発生0，平均在院日数20日
- □ ○○を作成する
  ・マニュアルを作成，パスを作成など具体的に
- □ ××を実施，△△レポート提出

■ 目標の設定

> 手段，方法，指標，水準，期日を明快に表現

- □ 具体的か
- □ 評価しやすいか
  （計測可能か）
- □ 達成可能か
- □ 現実的か
- □ 理念，方針との整合性は取れているか
- □ 期間を区切っているか
  （タイミングは取れているか）

■ 評価基準

- □ S：チャレンジが成功
- □ A：期待以上の結果
- □ B：期待どおりの結果
- □ C：期待以下の結果
- □ D：まったくアクションなし

表26　成果目標を明確にするポイント

1. 誰が見てもわかるように，定量的・具体的に表現する。
2. 努力することによって達成できる高さに設定する。

表27　スケジュール立案時の注意事項

1. それぞれの計画が，短すぎたり長すぎたりしていないか。
2. 同じ時期にいくつもの計画が重複していないか。
3. 1人の担当者が一度に複数の計画に取り組まなければならない状況になっていないか。
4. 矢印（→）が1本の線で終わっていないか。階段状になっているか。
5. 年単位・月単位など修正して使用してもよいか。

5 目標管理の評価

　立案したアクションプランシートに基づいて実践し，評価を行う。適切なフィードバックを行い，場合によっては軌道修正していくことが重要である。

　当院では，春に立案した計画を2度評価するシステムとし，8月に中間評価，年度末に最終評価を行っている。中間評価は，目標に対する進行具合いが順調か，中間で見直すことを目的としている。場合によっては，目標を達成するためにアクションを修正する場合も出てくる。

　実施の欄には，進行状況や実施後のコメントなどを当事者が記入する。明確なスケジュールを立てておくと，後の評価もしやすくなる。例えば「レポートを全体の○％が提出できる」のように明確な数字を挙げたり，「マニュアルを作成する」などのように，具体的な行動計画を立てることがポイントである。

　評価基準については，院内で統一されている期待以上の結果であればA，期待どおりの結果はB，期待以下の結果ならばC，まったくアクションがない場合はDである。新たにチャレンジした企画で難易度が高い目標を達成した場合は，Aよりも高評価のSとした（表23参照）。目標管理の手順やポイントについて，表25～27にまとめた。

6 目標を評価し次期目標につなげる

　目標は年度ごとに評価し，次期目標に反映することで，より質の高い目標を立てることができる。精神神経科病棟では，2002年のセクション目標を評価し2003年度のセクション目標に，精神科外来と一体化した運用システムをつくることを掲げた。

　2002年より実施している交換研修の場を活用して，外来で交換研修をした看護師も増えた。従来は病棟看護師が外来に行くことは少なく，縁遠い印象を持っていたが，現在はそのような抵抗感もなくなり，外来に対して親近感を抱く看護師が増えている。患者サービスの質向上の面からも，外来・病棟の区別なく働くことのできる看護師の育成という面からも非常に有効な取り組みであり，さらにワンステップ上の目標にチャレンジしていこうという目的から，セクション目標として立案した。

　看護スタッフに大きな入れ代わりがあったような場合には，たとえ去年と同じ現状維持の目標であっても構わない。看護スタッフが入れ代わっても同程度の看護レベルを維持することは，大切な目標である。

Q&A

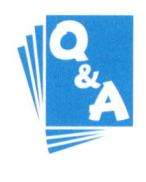

Q：十字形チャートによる分析は，なぜグループで取り組んだ方がよいのですか。

A：1人の持っている情報や知識よりも数人の方が，より幅広く深い分析や発想ができること，さらには，グループで取り組むことによってグループ内で共通理解が得られ，目標に向かっていきやすくなる利点があるからです。

Q：十字形チャートを作成するにあたり，まずは現状の問題点（弱み）をすべて項目として挙げ，そこからあるべき姿（期待されること）や目標を優先順に立てるようにするのでしょうか。問題点を挙げながら，あるべき姿や目標を頭に浮かべて文字にすることが，まず第1段階と考えてよいのでしょうか。考課の項目，規律，協調から指導までの定義などをまとめたものがあれば教えてください。

A：現状の問題点を十字形チャートに表現するのではなく，現状をそのまま表現することが重要です。
「あるべき姿（期待像）」「現状との差（ギャップ）」が「問題点」であり，「問題点」をあるべき姿に近づけるために，どこまでの水準をいつまでに実現したいかを「目標」として表します。

Q：看護部目標，病棟目標，個人目標に一貫性を持たせるコツは何でしょうか。

A：立案する際に整合性を考えることと，目標アクションプランシート（一覧表）にすべてを明記しておくことです。

Q：コンピテンシー目標管理とは何ですか？　また，普通の目標とコンピテンシー目標の違いは何ですか？

A：個人の目標には業務目標，能力開発目標，情意目標，コンピテンシー目標などがあります。コンピテンシーは行動特性ですので，自分の高いコンピテンシーを組み合わせて目標を達成するものです。

6 看護単位（セクション）と目標管理

図23 目標達成に必要なプロセス

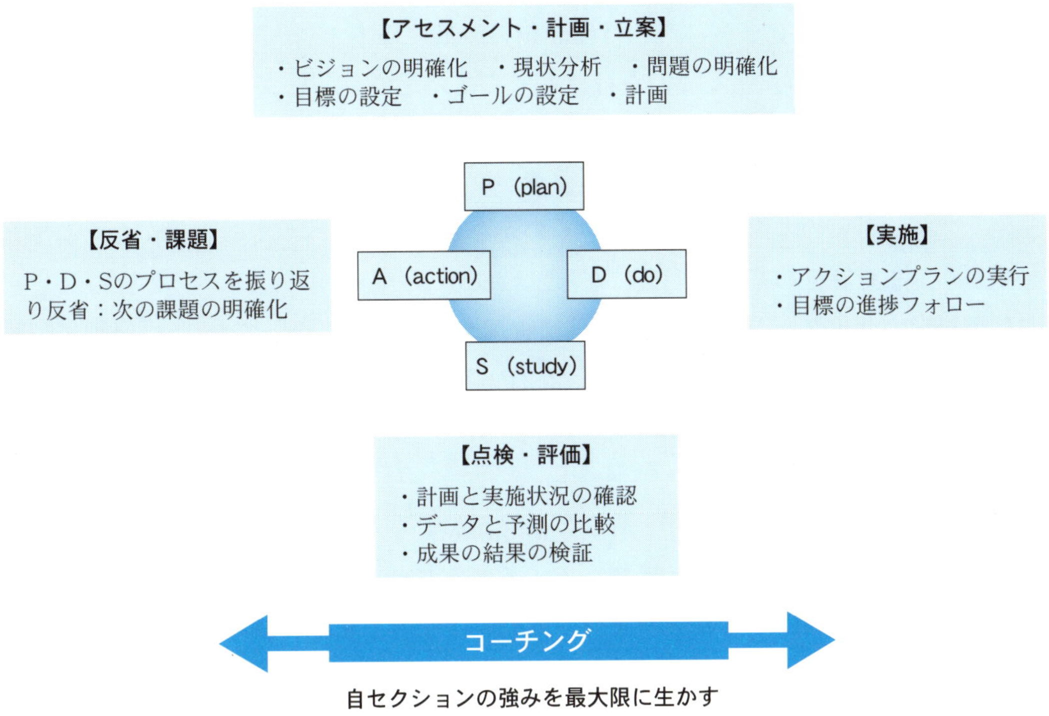

【アセスメント・計画・立案】
・ビジョンの明確化　・現状分析　・問題の明確化
・目標の設定　・ゴールの設定　・計画

P（plan）
A（action）
D（do）
S（study）

【反省・課題】
P・D・Sのプロセスを振り返り反省：次の課題の明確化

【実施】
・アクションプランの実行
・目標の進捗フォロー

【点検・評価】
・計画と実施状況の確認
・データと予測の比較
・成果の結果の検証

←　コーチング　→
自セクションの強みを最大限に生かす

1 目標管理シート使用以前の目標設定

　看護単位の目標設定は，これまで看護部の目標に沿って各セクションで検討を行い，箇条書きで表現し，看護部に提出していた。セクション全体で時間をかけて真剣に議論・検討し，でき上がった目標は病棟のナースラウンジに掲示するなどの方法により，スタッフにアピールしていた。しかしそのような消極的な姿勢では現状の分析も問題の明確化も不十分で，成り行きで作成したようなものだった。

　目標達成の評価は，年度末にその達成度を看護単位ごとに文書で提出していたが，そのほとんどが反省文であった。目標評価の時期になると，「そう言えば，あの目標はどうなったのかしら？」「こんな目標も立てていたのか，なつかしいね」「あれもこれもやっていないので，急いでやらなくては！」「この目標は上出来だよね」「今年はここまででいいことにするか」などの言葉が交わされた。いつ，誰が，何を，どのように，どれくらいの水準まで持っていくのかなど，行動レベルでの表現がなく漠然としており，また評価の基準も明確になっていなかった。

　目標管理のサイクルが，「悪循環の目標管理サイクル」になっており，「好循環の目標管理サイクル」には程遠いものだった（P.60の図20参照）。つまり，何度も出てきている言葉であるが，「思い出目標」で終わっていたり，ほとんどが管理されているという状態ではなかった。

　目標管理が好い循環となるか，あるいは悪循環となるかは，組織や個人に大きく影響し，成果の達成度もおのずと異なってくる。常に組織の共通の目的を確認し合い，それらの具現化に向けて目標管理を行い活動する中で，組織の成熟と個人の達成感が実現できる。

2 目標管理シートの導入

　当看護部では，1995年から目標達成に必要な学習とプロセス（図23）の強化を行い，現在の「目標管理シート」を使用する目標管理方法に変更した。そして全セクション，さらにネットワーク会議においても，「目標アクションプランシート」に基づいた看護実践とその中間評価，年間評価を実施し，その結果を看護部へ提出している。この目標管理システムに変更してからは，各セクションの目標管理はより具体的で目標の実現に向けたものに変わってきている。

第2章　成果を得るための方法

3 セクションにおける目標管理（救命救急センター事例）

1）当セクションの概要

〈キャッチフレーズ〉
① 高度先進医療を担う救命救急・熱傷センターで，"尊い命を"温かい心で包む。
② 確かな技術で「質の高い看護サービス」を提供する。

- 救命救急・熱傷センター
  ER，ICU，HCU，BURN，夜間急患センターを有する
- 病床数：30床
  ICU 7床，HCU 20床，BURN 3床
- 看護職員数：70名
  看護師65名，看護助手4名，クラーク1名
  主任5名
  認定看護師5名
  感染防止リンクナース2名，リスクコントロールリンクナース2名，スキンケアリンクナース2名
- 看護方式：プライマリナーシング（固定チーム継続受持ち制）
- 勤務体制：3交替勤務

2）セクション目標設定までのプロセス

（1）病院の理念・看護部の理念との整合性

　セクションの目標も，「聖マリアンナ医科大学病院看護部戦略マインド」（P.8）に示すように，病院の理念，看護部の理念，看護部の基本方針，役職の成果責任，看護部の目標，各ネット会議の目標，セクション目標，個人目標と，目標には一貫性がなくてはならない。セクション目標を立案する時は，当然看護部の目標に沿ったものとし，その先には看護部の理念，病院の理念が見えなくてはならない。

（2）2002年度目標アクションプランの評価

　2002年度の「セクション目標アクションプランシート」（表28）の年間評価から，目標管理をさらに強化するために改善・追加を行い，2003年度の「セクション目標

表28 2002年度目標アクションプランシート

〔評価基準〕 S：チャレンジした企画が成功　A：期待以上の結果

看護部目標	下位目標	セクション目標	アクションプラン		4月	5月	6月
1．急性期病院にふさわしい臨床実践能力を開発する	①特定機能病院としての看護の特徴を明確にする ②コア・ケア・キュア技術の向上を図る	エビデンスに基づいた看護を提供する	①事例検討，看護研究を，看護師全員が年1回以上発表する	計画		事例検討会	事例検討学習会
				実施			
			②院内外の研修，学習会に参加する	計画		熱傷学習会	
				実施			AAA学習会
			③学会に全員が年1回以上参加する	計画	年間通して学会・学習会の掲示，		
				実施			
2．安全管理体制の充実を図る	①医療事故の実態と傾向から緊急に必要な再発防止策を明確にする ②事故防止教育活動をシステム化する	アクシデントの件数を2001年度の2／3以下にする	①インシデント・アクシデント発生時には3日以内にカンファレンスを開催する（フィッシュボーン法）	計画		フィッシュボーン法の学習会	
				実施			
			②事故の背景をとらえた業務改善を行う	計画		インシデント・アクシデント再発防止のための業務改善	
				実施			
			③マニュアルの見直し・改善・作成を行う	計画			
				実施			
	③感染防止対策を強化する	ICNを中心に感染防止対策を周知徹底する	①院内の学習会に全員が1回以上参加する	計画	年間通して学会・学習会の掲示，		
				実施			
			②月間目標を立案しアピールする	計画	毎月1日に目標提示，月末評価フィードバック		
				実施			
			③日常業務の中で抽出された問題を解決する	計画		吸引手順の徹底	
				実施		吸引の手順・物品の変更	
	④災害対策を強化する	災害拠点病院としての訓練を実施する	①防災訓練を年2回実施する	計画			災害訓練
				実施			
			②さまざまな災害を想定したイメージトレーニングを年2回行う	計画		学習会	
				実施			
			③緊急連絡網の訓練を年1回実施する	計画		連絡網の整備	
				実施			
	⑤基準・手順を更新する	救命救急センターの手順を見直し，改善する	①CHDF・PCPSの手順を見直し，改善する	計画	CHDF手順見直し・改善・成文化		
				実施			
			②HCU/ICUチャージトレーニング，夜間救急トレーニング，ERトレーニングのマニュアルを見直し，改善する	計画	プロジェクトで進める情報収集・		
				実施			

第 2 章 成果を得るための方法

B：期待どおりの結果　C：期待以下の結果　D：まったくアクションなし　※ゴールは定量化し，証しが見える表現とする。

7月	8月	中間評価	9月	10月	11月	12月	1月	2月	3月	ゴール	最終評価	評価・課題
	事例検討会			事例検討会	事例検討会					・全員が達成できる	C	・学習会は予定以上に開催できたが参加率は42.3％であった。 ・事例検討も6事例で来年度につなげる。
		C										
AAA学習会			SAH学習会	ECG学習会		外傷学習会						
	頭損学習会	A		精神科看護学習会								
アピール ──────────────────────────────────────→												
		B										
通年カンファレンスの開催の準備, インシデントレポートの集計・分析 ─────────────→										・注射によるアクシデントをゼロにする ・アクシデントの件数が2001年度の2/3以下になる	C	・注射のアクシデント数は減少したが昨年度の2/3以下にはできなかった。
		C										
注射手順の見直し・改善 ───→			HCU業務改善 ─────→									
		B										
アピール ──────────────────────────────────────→										・全員が1回以上学習会に参加できる ・1つでも問題解決できる	A	・MENコースやリンクナース会での学びを伝達できた。 ・リンクナースを中心に新たな感染防止対策が活発にできた。
		C			リンクナース伝達学習会							
		B										
	手洗いの検証			プラスチックエプロンの使用検証								
		B				エプロン使用アップ						
			災害訓練							・看護職員全員が2回以上訓練に参加する	B	・看護職員だけの活動から職種を超えてのワーキンググループを立ち上げ活発に活動できた。来年度につなげて強化する必要がある。 ・全員2回の訓練の参加ができていない。
		B				トリアージ訓練						
イメージトレーニング					机上訓練							
ワーキンググループ結成		C	ワーキンググループの月1回のミーティング		学会参加			研修会参加				
			連絡網の整備		緊急連絡訓練							
		B										
			PCPS手順の見直し・改善・成文化 ───→							・2つ以上のマニュアルが完成できる	A	・4つのマニュアルが完成できた。
	CHDF完成	B	高圧酸素手順完成			MRI手順完成	PCPS完成					
見直し・整備 ─────────────→						成文化 ─────→						
		B										

表28の続き

〔評価基準〕 S：チャレンジした企画が成功　A：期待以上の結果

看護部目標	下位目標	セクション目標	アクションプラン		4月	5月	6月	7月
3. 包括評価に向けて効率的な看護ができるように整備する	①パス作成を推進する ②在院日数の短縮を促進する	救命救急センターにおけるクリティカルパスを作成する	①パスの学習会に全員が参加する	計画	学習会の企画・運営・資料アピール ────			
				実施				
			②くも膜下出血，脳梗塞のパスを作成する	計画				
				実施				
		全患者にアセスメントスケールを用いて褥瘡発生を予防する	①全患者にアセスメントスケールを用いてアセスメントを行う	計画			カルテ点検チェック	
				実施				
			②褥瘡発生リスクのある患者に対し看護展開を行う	計画			病棟会でアピール，褥瘡ニュースの掲示（必要時）	
				実施				
4. 北部病院開設に向けてのシステムづくりを推進する	①勤務体制の改善を図り職務満足度を高める	各シフトの業務内容を見直し改善する	①標準看護計画を活用する	計画	標準看護計画・画面の開き方表示 ────			
				実施	①標準看護計画の例を表示 ────			
			②検討中の業務改善を継続して行う	計画	────────────────			
				実施				
	②管理能力の活用システムをつくる	自己啓発に努め臨床看護能力の向上を図る	①毎日1つでもお互いにプラスのストロークを表現する	計画	職場満足度についての情報収集（5月中）		資料提供（6月中）情報を基にアンケート作成（7月15日まで）アンケートの実施（7月31日まで）	
				実施				
	③看護必要度の検討・改善と適正配置を促進する	病棟内外のリリーフ態勢に協力する	①看護必要度に応じたスタッフ配置を行う	計画				
				実施				
	④人材育成のための目標管理を推進する	プリセプティー，プリセプターの士気が向上するよう病棟全体で協力態勢を整える	①救命救急センターにおけるプリセプターシップの教育体制を成文化する	計画	新入職者オリエンテーション	プリセプターのフォローについて計画立案（5～6月末まで）		プリセプター，プリセプティーのフォロー（7/1～15）フォローの評価（7/15～8/15）
						項目の抽出（5/31）	作成（6/1～7/31）	
					3年目GW	GWの支援 ────		
						チェックリストの最終期限・提出（6/30）		
					現状の把握（5/10） ────			
				実施				
			②クリニカルラダーのBの数を1つでも減らす	計画	Evaluation法を係で学習	Evaluationの仕方をスタッフへアピール・表示 ────		
							オレム勉強会事例検討の勉強会	
				実施				
5. 患者サービスの充実を図り，患者満足度を高める	①満足度調査実施に向け準備する	インフォームドコンセントを充実し，患者参画のケアを実践する	①入院診療計画書を確実に記載する	計画	現状況の問題点リストアップ	問題解決・具体策アクション開始，スタッフへ随時アピール	作成への支援 ────	
							作成・提出状況のチェック①	
				実施				
	②インフォームドコンセントを充実し，患者参画のケアを実施する。		①院内既存のオリエンテーション内容を活用し，各種オリエンテーションを実施する	計画				
				実施				

第2章　成果を得るための方法

B：期待どおりの結果　C：期待以下の結果　D：まったくアクションなし　※ゴールは定量化し，証しが見える表現とする。

8月	中間評価	9月	10月	11月	12月	1月	2月	3月	ゴール	最終評価
									・パスの学習会に全員が参加する	B
	C									
									・1つ以上のパスが作成できる	
	B									
カルテ点検チェック			カルテ点検チェック		カルテ点検チェック		カルテ点検チェック		・褥瘡深度Ⅱ度（IAET分類）以上の褥瘡形成がゼロとなる（ただし治療的条件を除く）	C
	B									
	B									
②表示 ────		使用状況チェック ──→	③表示 ────	使用状況のアンケート	④表示 ────	アンケートの回収・集計・表示 ──→	⑤表示 ────		・全員が1回以上活用できる	B
	B									
									・改善した業務内容に対し半数以上の賛同が得られる	
	B									
集計		結果発表（中間反省にて）	結果を基にプランの修正（11月末まで）		アンケート作成（12月中）結果発表	評価（反省まで）			・プラスのストロークをもらったと看護師の2/3以上が実感できる	B
	C									
									・超過勤務が平均5分短縮する	B
	C									
フォロー方法の評価（8/15～9/30）			新しい方法でのフォロー（10/1～31）	評価（11/1～30）	修正（12/1～31）	フォロー（1/1～31）	最終評価（2/1～28）		・プリセプターシップの成文化ができる	
優先順位の評価	→	公表（中間反省までに）修正・作成（9月末～12月末）────			公表（12月中旬）	修正（1/1～31）	完成（2月中に発表）			
		チェックリストの最終期限・提出（9/30）		プリセプターシップのセミナーの紹介（11～12月中）			プリセプターオリエンテーション（2月中）			B
	C									
①全スタッフの評価状況チェック ────			──→	全スタッフの評価状況チェック ────			──→		・クリニカルラダーのレベルが上がる，またはBの数が1つでも減少する	C
			事例決定・展開・まとめ		事例発表					
	C									
────								──→	・全入院患者の5割に記載できる	S
					作成・提出状況のチェック② ────					
	A									
									・救命救急センター内でのオリエンテーションを1つ以上成文化する	B
	B									

図24 2002年度の年間評価表（目標の項目数でS・A・B・C・Dの%を表示）

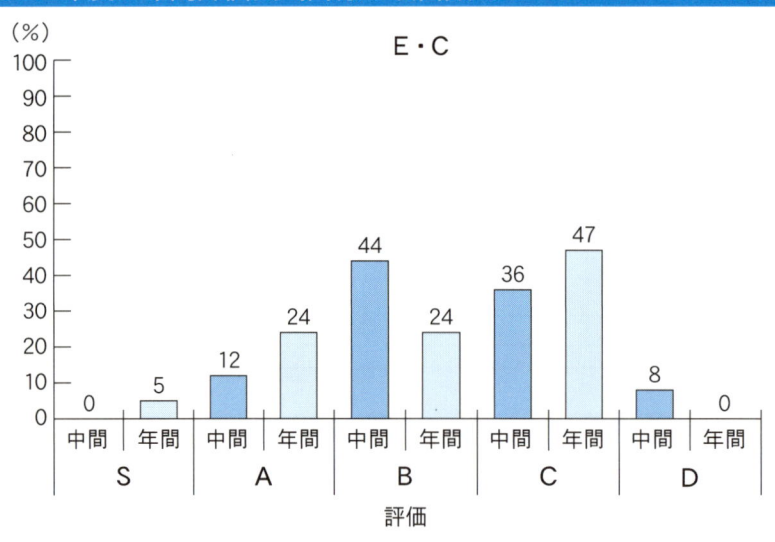

E・C

	中間	年間
S	0	5
A	12	24
B	44	24
C	36	47
D	8	0

評価

表29 改革・改善項目

改革・改善項目	2002年度まで	2003年度	資料
目標管理のサイクル	スタッフに周知徹底できていなかった	「目標管理のサイクル」を図式化し，理解しやすくする	図25
現状分析	漠然としていた	十字形チャートを活用する	表30
目標達成のための組織	係間の連携が弱い	ネット化で強化する	図26
周知徹底するための組織	係に頼っていた	係チームとプライマリチームのネット化を強化する	表31
会議の開催	不定期に開催していた	定期的に開催する	表32
会議の事前準備	ルール化されていなかった	議題提案書，議事録を作成し，事前準備を行う	表33 表34
役割とその責任	成文化されていなかった	成文化する	

アクションプラン」を設定した。

　図24は，2002年度の「セクション目標アクションプラン」の年間評価の結果である。

① 中間評価でS評価（チャレンジした企画が成功）はないが，年間評価では，下位目標の「インフォームドコンセントを充実し，患者参画のケアを実施する」のアクションプラン「入院診療計画書を確実に記載する」の項目でゴール50％の予定が，医師を巻き込んで99％達成できたためS評価とした。この項目は中間評価ではD評価（アクションなし）であったが，アクションプランの修正で年間評価ではB評価（期待どおりの結果）まで達成できた。

② 中間評価と年間評価の変化では，A（期待以上の結果）が12％から24％に増えているが，B（期待どおりの結果）が44％から24％に減り，逆にC（期待以下の結果）が36％から47％に増えている。「あれもやらなくては」「これもできていない」「このことも頑張らなくては」と，スタッフの真面目さと思いの強さから21項目もの目標を設定したため，年度の前半は頑張れたが，徐々に息切れを起こしてしまった。特に今年度力を入れたい項目に絞り込む方が効果的であった。

③ 「目標管理のサイクル」のスタッフへの説明は，口頭だけであったため周知徹底できていなかった。

④ 現状分析があいまいで，漠然としていた。

⑤ 目標達成のためのチーム間のつながりが，不明確で弱かった。

⑥ リーダーやメンバーの役割とその責任が不明確で，成文化もできていなかった。

⑦ リーダー会の開催が不定期であった。

（3）目標管理体制強化のための改善

　2002年度の評価と反省に基づき，2003年度の目標管理を強化すべく対策を検討し，表29のような改善項目を明確にした。

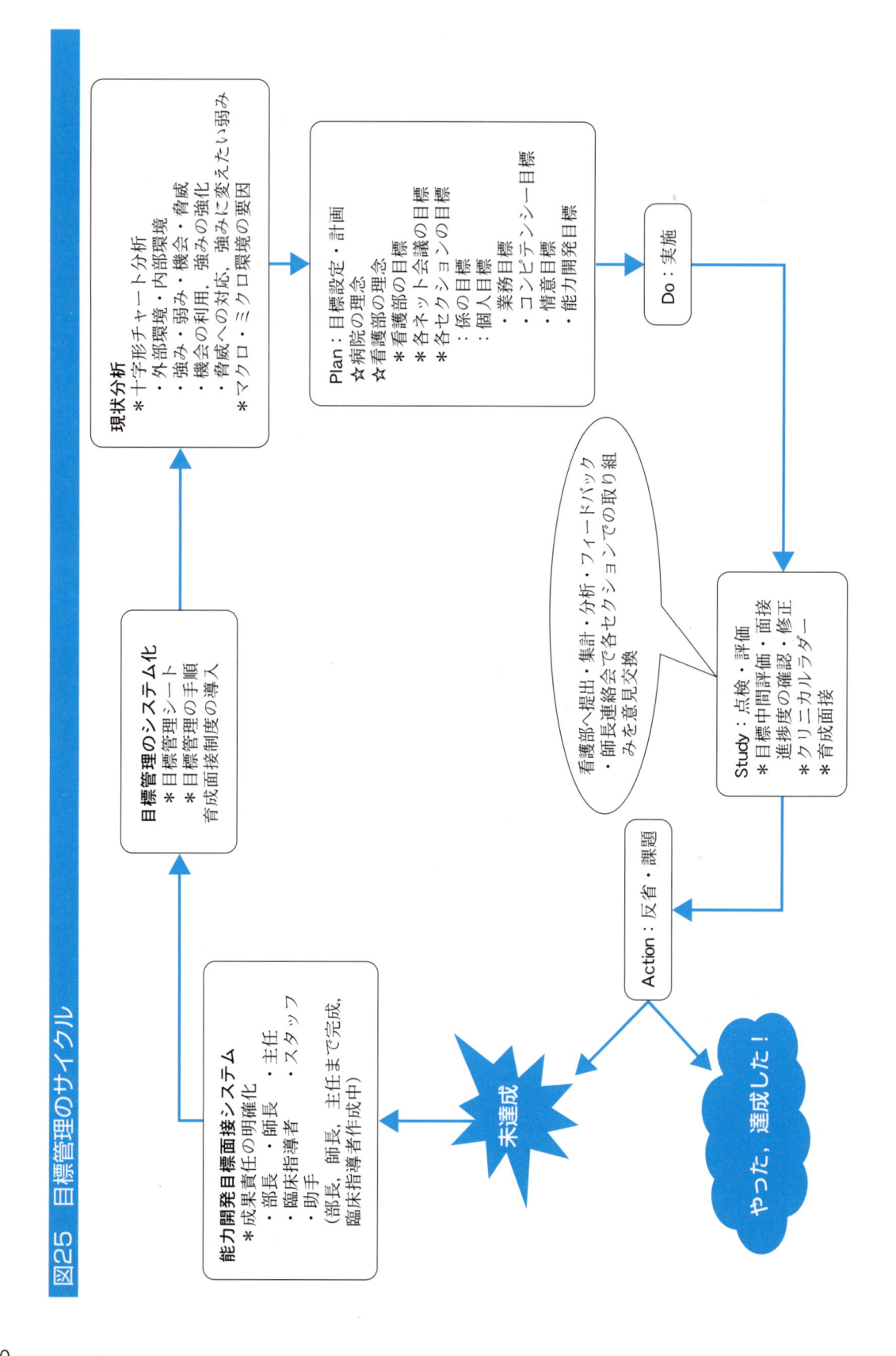

図25 目標管理のサイクル

現状分析
* 十字形チャート分析
  ・外部環境・内部環境
  ・強み・弱み・機会・脅威
  ・機会の利用、強みの強化
  ・脅威への対応、強みに変えたい弱み
* マクロ・ミクロ環境の要因

Plan：目標設定・計画
☆ 看護部の理念
☆ 看護部の目標
  * 各ネット会議の目標
  * 各セクションの目標
    :係の目標
    :個人目標
      ・業務目標
      ・コンピテンシー目標
      ・情意目標
      ・能力開発目標

Do：実施

Study：点検・評価
* 目標中間評価・面接
  進捗度の確認・修正
* クリニカルラダー
* 育成面接

・看護部へ提出・集計・分析・フィードバック
・師長連絡会で各セクションでの取り組みを意見交換

Action：反省・課題

未達成 → **能力開発目標面接システム**
* 成果責任の明確化
  ・部長　・師長　・主任
  ・臨床指導者　　・スタッフ
  ・助手
  (部長、師長、主任まで完成、臨床指導者作成中)

→ **目標管理のシステム化**
* 目標管理シート
* 目標管理の手順
  育成面接制度の導入

やった、達成した！

第2章 成果を得るための方法

表30 2003年度病棟運営構想に関連する環境要因アセスメント

ミクロ環境の要因

市場要因
① カルテ開示
② 病診連携の推進
③ 遠隔医療システムの開始
④ 院外処方
⑤ 予約診療
⑥ 紹介・逆紹介診療
⑦ インフォームドコンセント
⑧ 継続看護の推進
⑨ 在宅看護に対する支援
⑩ 介護保険

競合的要因
① 2001年、○○病院開院
② 2005年、△△病院開院
③ 病院機能評価認定病院増加

法制的要因
① カルテ開示法制定
② 診療報酬包括評価体系の改定
③ 診療報酬の有料化
④ 老人保健法のカリキュラム改訂
⑤ 看護教育のカリキュラム改訂
⑥ 医療に関する広告規制緩和
⑦ 薬の長期投与
⑧ 民間企業参入の規制緩和
⑨ 医薬品産業ビジョンの策定

地域的要因
① 少子高齢化
② 老人福祉施設ベッドの不足
③ 療養型施設ベッドの不足
④ 交通の便が悪い

不測事態要因
① 職員の麻酔薬事故
② 小児の夜間診療体制の変更

内部環境

強み
1) ER、ICU、HCU、BURN、夜間急患センターを持っている
2) Aランクの救命救急センターである
3) 経験の長いスタッフが多く、即戦力となる
4) 経験の長いスタッフ層が厚く、指導できる先輩がいる
5) 認定看護師が3名おり、専門的指導ができる
6) 主任が5名いる
7) あらゆる疾患の学習の機会が積める
8) 他職種の研修生が来る
9) 目標管理が軌道に乗る
10) より多くの経験が出来る
11) 感染対策リンクナースの活躍

弱み
1) 急性期の重症患者が多く、変化が早く、より高度な知識・技術が要求される
2) 多科にわたり、広く深い知識・技術が求められる
3) 年間15～20名の退職者と新入職者がある
4) 1看護単位で求められる5つの区分で、それぞれの知識・技術が異なる
5) 経験の長いスタッフが多く、マンネリ化になる
6) スタッフのコミュニケーションスキルが未熟
7) 経験の浅い3年目以下の看護師が半数を占める
8) スタッフが多く（70名）周知徹底がしにくい
9) 災害拠点病院としての整備ができていない
10) 急な転棟が多い
11) プリセプター制度が弱い

外部環境

機会
1) 2005年度に△△病院開院予定
2) IT化推進による電子カルテ導入準備
3) 第三者評価の準備
4) 院内の卒後教育が充実している
5) 医師のACLS研修への参加
6) メディカルサポートセンターへのベッドコントロール
7) 認定看護師の増加の予定
8) 看護部でリスクと褥瘡防止リンクナースの導入
9) 個人目標管理の推進
10) 看護職のキャリアファイルの導入

脅威
1) 研修医が3ヵ月ローテーションで変わる
2) 患者の価値観の多様化
3) 患者の権利を誤解して主張する
4) 医療事故に対するマスコミや社会の関心が高い
5) 診療録開示
6) 診療報酬のマイナス改定
7) 新人職スタッフの退職希望

マクロ環境の要因

政治的要因
① 医療費抑制政策
　・診療報酬制度改定
　・薬価改定
② 医療提供体制の改革
　・患者の視点からの重視
　・質が高く効率的な医療の提供
③ 医療保険制度の改革
　・国民皆保険制度の見直し
　・高齢者医療制度の創設
④ 介護保険制度
⑤ 日本の政治基盤が不安定

経済的要因
① 医療保険制度の深刻化
② 株価の下落
③ ITによるサービスの変化（デフレ）
④ 経済の低成長

社会的要因
① 少子・高齢社会
② 環境問題の深刻化
③ 核家族・共稼ぎの増加
④ 虐待の増加
⑤ 犯罪の低年齢化および過激化
⑥ 情報過多、氾濫

文化的要因
① 個別化
② 価値観の多様化
③ ブランド志向
④ 国際化

技術的要因
① IT化
② 不妊治療
③ ヒトゲノム解析
④ 再生医療
⑤ 遺伝子診断医療

機会の利用

強みの強化
1) センターでの学習会の強化
2) 認定看護師の活躍の強化
3) リンクナースの活躍の強化
4) 目標管理の強化

弱みを強く
1) 病棟組織の立て直し
2) 看護師間のネットワークの整備
3) マニュアルの整備

脅威への対応

1) インフォームドコンセントの強化
2) 患者参画による看護の推進
3) キャリアファイルの活用

1) プリセプター制度の整備と強化
2) 災害拠点病院としての整備をセンター全体で推進する

2003年3月

図26 目標達成のための組織

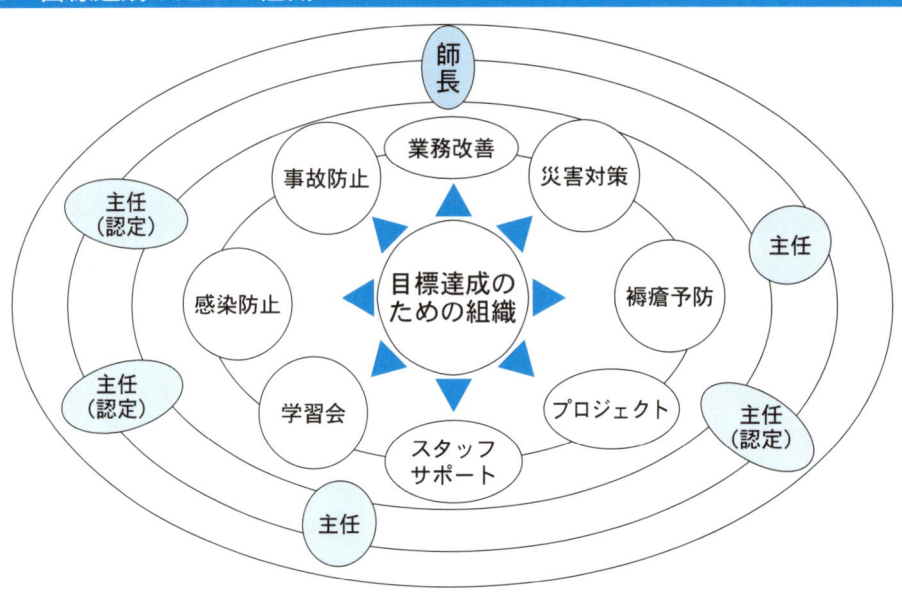

- 師長
- 中心：目標達成のための組織
- 業務改善／災害対策／褥瘡予防／プロジェクト／スタッフサポート／学習会／感染防止／事故防止
- 主任（認定）／主任／主任（認定）／主任／主任（認定）／主任

表31 救命救急・熱傷センター組織表

係＼プライマリチーム	師長	Aチーム	Bチーム	Cチーム	Dチーム	Eチーム	夜勤専従チーム
師長	主任担当	○○主任	◎◎主任	△△主任	◇◇主任	☆☆主任	◇◇主任
事故防止	☆☆主任	☆（チームリーダー）／☆（係リーダー）	☆（係サブリーダー）	☆	☆	☆	☆
業務改善	◇◇主任	◇	◇	◇（係リーダー）	◇（係サブリーダー）	◇	◇（チームリーダー）
災害対策	○○主任	○（係サブリーダー）	○（チームリーダー）	○／○	○	○	○（係リーダー）
感染防止	◎◎主任	◎	◎	◎（係リーダー）	◎（チームリーダー）	◎／◎（係サブリーダー）	◎
褥瘡予防	○○主任	○	○（係サブリーダー）	○（チームリーダー）	○	○（係リーダー）	
学習会	△△主任	△	△（係リーダー）／△	△	△	△（係サブリーダー）	
スタッフサポート	◇◇主任	◇	◇	◇（係サブリーダー）	◇／◇（係リーダー）	◇（チームリーダー）	
新入職者（5月から係に入る）		○／○／○	△／△／△／△	△／△／△／△	◇／◇／◇	☆／☆／☆／☆	◇／◇

＊各「係のリーダー」「プライマリチームのリーダー」は，係のリーダーミーティング，プライマリチームのリーダーミーティングで話し合われた内容をそれぞれのメンバーに伝え，決定事項は周知徹底するよう働きかける。

表32 ミーティングの日程と参加メンバー

月間予定

第1木曜：係リーダー会
第2水曜：チームリーダー会
第3木曜：病棟会

＊病棟会で伝達・報告・検討事項があるチームは，事前に所定の用紙に記入し病棟会係に提出する。

＊提出期限：第2金曜　12時締め切り

＊第3月・火・水のいずれかに，病棟会係と主任でミーティングを行い，病棟会の準備，打ち合わせを行う。

	日時	師長	主任	チーム		係		臨床指導	助手クラーク
				リーダー	メンバー	リーダー	メンバー		
病棟会	毎月第3木曜日 17時から	○	○	○	○	○	○	○	○
チームリーダー会	毎月第2水曜日 17時から	○	○	○				○	
チーム会	毎月1回		△	○	○	○	○	○	
係リーダー会	毎月第1木曜日 17時から	○	○			○			
係会	毎月1回		△	○	○	○	○	○	
主任ミーティング	毎週水曜日 17時から		○						
スタッフミーティング	毎月第3月曜日 17時から	○	○						
補助者会	毎月2回	○	△						○

表33　議題提案書

　　　　　　　　　　年　　　　月病棟会　報告・議題提案書

次回病棟会での報告や議題提案事項，必要予定時間を記載してください。

該当する所にチェックをつけてください。
□業務改善　　　□セーフティー　　　　□災害対策　　　□感染防止 □褥瘡予防　　　□スタッフサポーター　□学習会　　　　□主任 □臨床指導者　　□認定看護師　　　　　□プロジェクト □助手　　　　　□クラーク　　　　　　□師長

＊報告・議題提案事項以外，アクションプランに沿った進捗度や評価，変更事項も記載する。
＊資料は事前に担当者で準備し，配布しておく。

《報告事項》　　　　　　　　　　　　　　　　　　　約　　　分

《アクションプラン》　　　　　　　　　　　　　　　約　　　分

《検討事項》　　　　　　　　　　　　　　　　　　　約　　　分

　　　　　　　　　　　　　　　　　　　　　　　　　締め切り

今回の病棟会担当者は，
です！

表34 議事録

　　　　　　　　　　年　　　月病棟会　議事録

病棟会係：司会　　　　　　書記

報告・議題提案事項

	報告者	予定所要時間	報告内容
業務改善			
セーフティー			
災害対策			
感染防止			
褥瘡予防			
スタッフサポーター			
学習会			
プロジェクト			
臨床指導者			
助手			
クラーク			
認定看護師			
主任			
師長			

＊それぞれの係は，必ず病棟目標の進捗度を発表し，確認し合う。

【決定事項】

【懸案事項】

【次回会議議題】

表35　セクション目標管理のタイムスケジュール

月	項目
1月末	「看護部目標」を師長・主任合同会議で説明，質疑応答
2月	各ネット会議の「目標アクションプラン」提出
2～3月	①年間評価を行い看護部へ提出
	②十字形チャートで，あるべき姿と現状のギャップを明確にする
	③旧係のリーダー会で，目標の検討と目標達成のための必要な係の検討
	④病棟会で目標，係を決定
	⑤新係でアクションプランの検討
	⑥各係で検討したアクションプランを，係のリーダー会で再検討，統合する
	⑦病棟会で決定
4月	①セクション目標を看護部へ提出
	②今年度の目標管理スタート
	③毎月，リーダー会や病棟会で各係の進捗度を確認する
5月	
6月	
7月	
8月	
9月	①中間評価を看護部へ提出
	②アクションプラン見直し，修正が必要か検討する（目標は変えない）
10月	
11月	
12月	
1月	
2月	
3月	年間評価，次年度の課題を検討

表36　目標設定時のチェック項目

☐具体的に示しているか
☐評価しやすい内容か
☐達成可能な目標となっているか
☐現実的か
☐期限を区切っているか
☐定型業務は除いているか

3）セクション目標管理のタイムスケジュール（表35）

① 看護部長は「看護部の目標」を1月の師長・主任の合同会議で発表し，説明と質疑応答を行う。
② 師長は「目標管理のサイクル」を，スタッフに指導する（図25参照）。
③ 師長は「看護部の目標」をセクションで周知できるように伝達する。
④ 師長，主任で十字形チャートを用い現状分析を行い，あるべき姿と現状のギャップを明確にする。
⑤ 「目標アクションプランシート」を用い，スタッフ全員が参画しセクション目標を検討・設定する。
⑥ 病棟会の参加率を高め，効率的・効果的な病棟会にするために，各チーム，補助者，主任，師長は所定の用紙に議題提案書（表33参照）を書き，月当番に提出する。月当番は議題提案書を基に事前に主任と打ち合わせを行い，議事録（表34参照）を作成し病棟会の前に配布しておく。参加者は議事録や資料には必ず目を通し，確認した上で参加する（資料がある場合は，それぞれで準備し事前に配布しておく）。

（1）目標の設定

目標の設定に際しては，手段，方法，指導，水準，期限を明確に示すことが大切である。一度に多くの目標を立てるのではなく，やらなくてはならないことの中から今年度特に強化して行わなければならないことを，前述したように7±2項目を目安に設定する。多くても10項目までに絞った方がよい。

目標の素案ができたら，表36に挙げたような内容になっているかチェックしてみる。

（2）ゴールの設定

ゴールの設定は，誰の目にもわかりやすいように定量化し，証しが見える表現にする。
例えば，「注射のインシデントを昨年度より10％減らす」「平均在院日数を17日以下にする」などと，数値を設定するとわかりやすい。また，「○○のクリニカルパスを作成する」「△△のマニュアルを作成する」のように，到達度を具体的に示すことが大切である。

（3）組織の再編成

目標を達成するために組織を再編成し，強化する必要がある（図26参照）。
係を決め，どの係がどの目標を担当するかを決める。

（4）アクションプランの設定

まず，それぞれの係は担当する目標のアクションプランを検討する。次に，係で検討されたアクションプランを係のリーダー会（表31参照）に持ち寄り，以下のよう

な項目についてさらに統合した形で検討する。
① 同じ時期にいくつものプランが重なっていないか。
② 時期や方法は適当か。
③ 1つの係に負担が偏っていないか。

　リーダー会で検討された目標アクションプランは，さらに病棟会（スタッフ全員が集まるチャンスがある最終決定機関）で検討される。セクション目標の決定後，目標管理のサイクルをスタートさせると同時に「目標アクションプランシート」を皆の目につく所に掲示する。

（5）目標の進捗度の確認と評価

　月1回の係リーダー会，病棟会（表32参照）で目標の進捗度を確認する。
　9月には，以下の評価基準に沿って中間評価を行い，看護部に提出する。
〈評価基準〉
　　S：チャレンジが成功
　　A：期待以上の結果
　　B：期待どおりの結果
　　C：期待以下の結果
　　D：アクションなし

　中間評価は，まず各係で目標全体の評価を行い，それを係のリーダー会で検討する。アクションプランの変更が必要な場合は，目標達成のために修正を行う（目標・ゴールは変えない）。リーダー会で検討した後，病棟会で検討し看護部に提出する。
　2月には，年間評価を行い看護部に提出する。方法は中間評価と同じ。この時に次年度の課題も出しておき，次年度の目標につなげる。

4）2003年度セクション目標アクションプランの設定

　2002年度の目標アクションプランの評価・検討に基づき，2003年度のセクション目標を，前述したような新手順に沿って立案した（表37）。

（1）現状分析

　まず，十字形チャートを用い，現状分析を行った（表30参照）。ここでのポイントは，職場風土の改革を最大限のチャンスにし，戦略的目標を設定できることである。

（2）セクション目標の設定

　次に，看護部の目標および下位目標が書かれた目標アクションプランシートに沿ってセクション目標を検討し，設定した。2002年度は21項目の目標を掲げたが未達成の項目が多かったため，その反省を生かし，2003年度は特に力を注がなければならな

い10項目に絞り込み，セクション目標とゴールを設定した。

さらに，目標を達成するためにはどのような係が必要かを検討し，7つの係と必要時プロジェクトを立ち上げることにした（**表31参照**）。新しい係でアクションプランを検討する。係のリーダーは，係リーダー会でそれぞれのアクションプランを持ち寄り，お互いのプランに対し意見交換を行い，統合した状態に持っていく。その後，病棟会でそれぞれの係がアクションプランの説明と質疑応答を行い，目標が決定される。

こうして2003年度のセクション目標管理がスタートとなった。

5）2003年度目標管理のスタート

セクション目標の「災害拠点病院である，救命救急センターの看護師としての認識を高め災害時に備える」の項目は，2002年度のセクション目標「災害拠点病院としての訓練を実施する」の継続項目である。2001年度までは看護職員だけの活動で，救命救急センター内に勤務する他職種の活動はまったくなかった。2002年度には，災害対策係が中心になり，医師，クリニカルエンジニア，緊急検査技師，画像センター技師，事務を巻き込んでのワーキンググループを立ち上げた。さらに，月1回の定例ミーティングや訓練活動，災害備品の定期点検など，他職種との協働で行えていることは画期的なことである。12月のトリアージ訓練には，医師，クリニカルエンジニア，画像センター技師，検査技師，事務，施設整備課，救急救命士，医大生と多くのスタッフが参加し，大成功に終わった。そして訓練の写真をスタッフ勤務室に掲示し，また2月にはこのビデオ上映会でイメージトレーニングを行った。

ようやく多職種との協力態勢が取れてきたため，2003年度も引き続き目標に掲げ強化することとした。また，この目標管理システムを，災害係の担当するセクション目標アクションプランシートでワーキンググループのミーティングに紹介したところ，他職種のメンバーから興味と関心を示された。

この目標アクションプランシートを用いた目標管理システムがスタートして3年目が過ぎた。目標の表現が具体的でなかったり，ゴールの設定も証しが見える表現になっていなかったりと，いまだ試行錯誤の状態ではあるが，私たちが今やらなければならないことは何か，何に向かっていかなければならないかが目に見えるようになった。成果が目に見えることは確かな手応えとしてスタッフも認識でき，行動に結び付けられてきている。以下にスタッフの生の声を紹介する。

表37 2003年度目標アクションプランシート

★質と効率の両立　　　　　　　　　　　　　　　〔評価基準〕S:チャレンジした企画が成功　A:期待以上の結果

看護部目標	下位目標	セクション目標	アクションプラン		4月	5月	6月
1. 看護サービスの充実を図り、患者満足を高める	①第三者評価に向けて整備する ②患者参画のケアを実践する	患者参画のケアを充実させるために、インフォームドコンセントを徹底する	①患者参画の計画が各チーム1事例以上立案できる	計画	係が中心となり、チーム内で患者参画ケアを推進する		
				実施			
2. 包括評価の導入に向けて効率的な看護ができるように整備する	①看護手順・基準を見直し、改善する	救命救急センターの看護手順を見直し、改善する	①昨年度救命救急センターで作成した手順を検討・改善する	計画	適宜変更が必要となった手順を検討・改善する 項目の検討 プロジェクト結成		修正
				実施			
	②クリニカルパス運用を推進する	昨年作成のパスを運用・評価する	①昨年度作成したクリティカルパスを検討・改善する	計画			
				実施			
	③効果的なベッド運用を支援する	エビデンスに基づき、患者の状態に適した看護ケアを実践する	①患者の状態に適した看護ケアを提供するために、チームによる事例検討会を開催する ②事例検討会の内容を把握する	計画			
				実施			
3. 特定機能病院に求められる臨床実践能力を開発する	①特定機能病院としての看護技術の特徴を明確にする	エビデンスに基づき患者の状態に適した看護ケアを実践する	①救命救急センターの看護師として知見を深めるため、各自が積極的に学習に取り組む	計画	学習会のアンケート配布	アンケート結果発表	学習会1:オレム看護理論
					学会・セミナーなどのアピール 救命救急センター内のすべての学習会の調整を行う		
				実施			
	②コア・ケア・キュア技術の向上を図る			計画			
				実施			
4. 安全管理体制の充実を図り、事故の未然防止活動を推進する	①医療事故の実態と傾向から、事故を未然に防ぐ対策を明確にする	看護手順を順守し、事故防止を図る	①インシデント・アクシデントカンファレンスを速やかに行い、決定したことを明文化しアピールする ②スタッフの事故防止に対する意識を高める	計画			
				実施			
	②医療事故防止対策を明確にする	看護手順を順守し、事故防止を図る	①事故の背景をとらえた業務改善を業務係と連携して行う	計画			
				実施			
	③感染防止対策を強化する	リンクナースを中心に感染防止対策を周知徹底する	①救命救急センター内で伝達講習を年3回実施できる ②隔月目標を立案し、実施行動できる	計画	隔月目標の立案・掲示・アピール 隔月目標の評価(インフェクションニュース) チェックリストに沿ってチェック・評価する		
				実施			
	④褥瘡予防対策を強化する	全患者にアセスメントスケールを用い、看護展開を行う	①K式、デザインスケールを使用し、プランに反映し実施できる ②褥瘡予防について知り、実施できる	計画	スケール採点基準を作成し提示	お知らせ	
				実施			

第2章　成果を得るための方法

B：期待どおりの結果　C：期待以下の結果　D：まったくアクションなし　※ゴールは定量化し，証しが見える表現とする。

7月	8月	中間評価	9月	10月	11月	12月	1月	2月	3月	ゴール	最終評価
			評価・提示					評価・提示		1つ以上の患者目標に関して患者参画が図れる	
			完成予定							手順を3例以上検討・改善できる	
										くも膜下出血パスに取り組み，検討・改善できる	
										エビデンスに基づいた事例検討を各チーム年1回行う	
学習会2：評価										エビデンスを高めるための学習会（災害を除く），院内外の研究発表，セミナーに各自5回以上参加する	
アンケート結果に基づいた学習会を毎月1回開催，タイムリーなミニレクチャー											
			参加状況の把握，キャリアファイルサインのチェック						評価		
医療事故についての学習会			インシデント・アクシデントの集計を発表する							挿管チューブのアクシデント，点滴のインシデント・アクシデントが昨年度より30％減少する	
										標準予防策を習得できた人数が70％以上となる	
	お知らせ			お知らせ		お知らせ		お知らせ		スケールやカーデックスチェックの結果，70％以上の人がプランに反映することができる	
実施			実施	評価・修正	実施			修正版提示			

表37の続き

★質と効率の両立　　　　　　　　　　　　　　　〔評価基準〕S：チャレンジした企画が成功　A：期待以上の結果

看護部目標	下位目標	セクション目標	アクションプラン		4月	5月	6月
4．安全管理体制の充実を図り，事故の未然防止活動を推進する	⑤災害対策を強化する	災害拠点病院である救命救急センターの看護師としての認識を高め，災害に備える	①緊急連絡網の使用方法を周知徹底する	計画	修正・配布（通年）		指導
				実施			
			②緊急連絡網の訓練を年4回実施する	計画		訓練①	評価
				実施			
			③防災訓練を年2回実施する	計画			防災訓練
				実施			
			④同じ内容の学習会を年3回実施する	計画		学習会ベーシック1（3回）	
				実施			
			⑤災害発生時の看護師の役割を見直し整備する	計画	情報収集・分析 ────		
				実施			
			⑥救命救急センター内のシミュレーションを実施する	計画	毎月1回ワーキンググループ開催		
				実施			
			⑦災害ME機器のチェック表，ER内の役割分担，患者確認表の作成を行う	計画	情報収集・分析 ────		
				実施			
5．北部病院開設に向けてのシステムづくりを推進する	①勤務体制の改善を図り職務満足度を高める	業務内容と現体制を見直し，改善する	①昨年の業務改善の見直し	計画	前年度の評価（アンケートから）		改善策の提示・
				実施			
			②より良い職場環境の検討（2交代導入，業務改善など）	計画	情報収集		
				実施			
	②管理能力の活用システムをつくる ③看護必要度の検討・改善と適正配置を促進する ④人材育成のための目標管理を推進する	自己の課題を達成するよう，各自が積極的に取り組む	①救命救急センターでのプリセプターシップに基づき計画どおりに実施できる	計画		プリセプター茶話会	
				実施			
			②チェックリストの支援をする	計画	（1年目に対して）	チェックリストのピックアップ	進行状況チェック
				実施			
			③（2年目が支援の希望があれば）チェックリストの支援をする	計画	（2年目に対して）	チェックリストのピックアップ	
					本人たちの話し合い：		
				実施			
			④中途採用者のフォローをしていく	計画	（中途採用者に対してのフォロー）		
				実施			

第2章　成果を得るための方法

B：期待どおりの結果　C：期待以下の結果　D：まったくアクションなし　※ゴールは定量化し，証しが見える表現とする。

7月	8月	中間評価	9月	10月	11月	12月	1月	2月	3月	ゴール	最終評価
			指導			指導			指導	学習会4回，訓練2回のフル参加率が60％以上に達する	
	訓練②		評価		訓練③	評価	訓練④		評価		
					防災訓練						
学習会ベーシック2（2回）					学習会アドバンス1（火災）				学習会アドバンス2（地震）		
→	成文化			学会参加	伝達						
（医師，CE，画像，緊急検査，事務）──────────────────────→											
─────────→			成文化 ───	→ 伝達 ───	→	シミュレーション					
検討・評価・実施	評価		再検討・アピール							業務的に働きやすい環境であると，70％のスタッフが感じることができる	
			検討								
プリセプター，プリセプティー，既卒者それぞれの茶話会					プリセプター，プリセプティー，既卒者それぞれの茶話会	評価・修正		次年度への準備		スタッフの2/3以上がB評価となる	
			進行状況チェック			進行状況チェック			進行状況チェック		
救命用チェックリストを配布し実施する			主任への提出								
いつまでに実施するか期限を決定 ──→											
個人の課題に関しては，師長・主任と面接を行い進めていく。計画・実施に関しては各々の責任のもとに行う ──→									個人課題の目標達成度のアンケート調査		

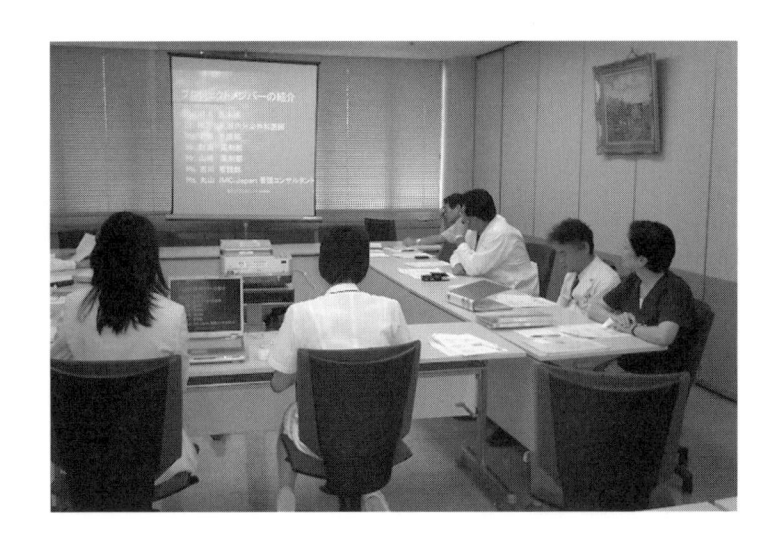

〈主任から師長への報告の手紙〉

　6月20日（金），ピンクチームのチーム会が開催されました。終了後，チームメンバーのKさん（他病院の循環器センターで主任の経験があり，今年4月に入職，当救命救急センターに配属）より，「会の形式もきちんと会議形式が取られており，意見を提案するとすぐに，『それは私がやります』と声が上がるなど自発的で，とても感動しました。ここのスタッフはみんな頑張っているし，病棟は活気があり，組織としてのシステムができていると感じました。本心からここに来て良かったと思います」との感想の言葉をいただきました。この言葉を聞いて，私も非常にうれしく思いました。

Q&A

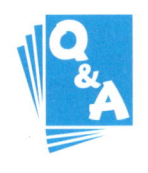

Q：クリニカルラダーと目標管理はどういう関係になるのですか？
A：クリニカルラダーは臨床看護実践能力の評価です。臨床看護実践能力のレベルアップのために、ラダー評価の結果から個人の課題を明確にして、個人の目標に掲げて管理します。

Q：クリニカルラダー評価決定基準のポイント制について教えてください。
A：当院では、院内外の研修や看護研究活動、委員会活動、講師を担当したりすると、時間や活動内容によってポイントが得られるようにし、ラダー評価の一つの指標にしています。ポイントが上がることでモチベーションが向上することを目指しています。

Q：業務に対する態度の評価を客観的に行うための工夫と、誰が評価するのかを教えてください。
A：面接シートに日々観察したこと、他人からの情報などを忘れないように書き留めておき、それを活用しています。
評価はまず自己評価を行い、他者評価者はクリニカルラダーの他者評価者と同一者とし、最後に師長評価で面接を行い、評価点の異なるところは、お互い話し合いで最終評価を行うようにしています。

Q：キャリアファイルにおける院外研修参加の報告形式を具体的に教えてください。
A：師長が確認する場合は、修了証書や領収書などで確認します。報告は、それぞれの病棟や委員会、主任会などで報告会を行います。

Q：1人が何回くらい面接をするのでしょうか。
A：4月に目標面接、8～10月に中間評価・ラダー評価面接、2～3月に育成面接の3回、後は必要時に面接を行います。

7 師長と目標管理
—コンピテンシー目標を用いて強みの発見，そして強化へ—

1 師長用コンピテンシー目標管理の要項

師長用コンピテンシー

コンピテンシー
「いかなる状況にあっても，その場にふさわしい行動をなして，高い業績を上げ続ける能力」

師長コンピテンシー
「身につけている知識やスキルを最適に発揮し，人材・物・金・時間・情報の資源を有効に活用し，高い業績を恒常的に実現できる行動特性」

コンピテンシー評価は顕在化した行動のみを対象とする
どんなに高い価値，知識，スキルを持っていても，行動に表れない限り評価の対象とはしない（能力はあるが実力がない人，能力もあって実力もあるが，成果が出ない人）。

1. 目　的：組織の中で求められる成果を継続して生み出す。
2. 目　標：エクセレントコンピテンシーモデルを目指す。
3. 対象者：師長
4. 方　法：目標設定はノルマではなく，あくまでも本人の自主性を出すことが大切。
    ①目標面接は副部長が行う。
    ②年2回行う。
    　5月：目標面接（チャレンジシステム）▶職責の確認と目標の確認
    　9月：中間評価（個人で行う）
    　2月：育成面接（フィードバック）▶年間評価・次期目標の設定
    ③目標は，コンピテンシー目標とそれ以外の目標でもよい。
    　・現状分析，あるべき姿は十字形チャートで分析するとよい（**表38，39**）。
    ④個人目標シート（師長用）を使用する（**表40**）。

2 師長の目標管理導入の経過

　師長の目標管理は，2002年度に看護部長が提示した20項目の基本コンピテンシー（行動特性）を使用して，まずは希望者からスタートした。

　初めに十字形チャートで現状分析を行い，自己のコンピテンシー評価後，部長の育成面接を受けた。十字形チャートで現状分析や環境分析を行い，それを文字に表現したが，現状と師長の成果責任とのギャップを明確にするという最初の作業自体が，慣れていないため師長は四苦八苦する状態であった。しかし文字にすることで，自分の置かれている立場や職務行動，自分が今やるべきことなどが見えてきた。まずは文字で表現してみることがポイントである。

　部長によるコンピテンシー評価面接では，自己では気付いていない高い行動特性，低い行動特性について指摘され，課題を明確にすることができた。師長の目標は，チャレンジ目標が当たり前の職務行動が期待される。

　2003年度は，看護部のスタッフ全員が個人目標管理を行うことになった。師長の目標管理については，「当然師長もやるものだ」「やるかもしれないな」「忙しくて大変だから，やらなくてもいいのではないか」と，師長の中でもかなりの温度差があった。師長会で検討し，結局全員がコンピテンシー目標管理を行うことに決定した。

3 A師長のコンピテンシー探し

1）コンピテンシー発揮頻度診断ツールを活用して

　師長たちは，自分の行動特性を知り，それを職務行動に有効に活用したいと考え，ヘイグループのジェネリックコンピテンシーについて診断する行動特性診断調査（BDI）を師長全員で受けた。

　この行動特性調査（BDI）は，コンピテンシー発揮頻度の測定を行い，そのスコアから，各自の中でどのようなコンピテンシーが特徴になっているかを把握することができるものである。

表38 十字形チャート（SWOTアナリシスで自分の姿を見る）

（あなた自身について記入してみてください）

	S：Strength（強み）	W：Weakness（弱み）
内部環境・能力分析	・自分の具体的な強みは一体何なのか，強みと思える事柄を，何でもよいので挙げてみる。 ・強みと弱みはコインの表と裏の関係である。人間の性格と同じように，強みはある点で弱みになったり，逆に弱みが強みになったりする。ここではあまり深く考えないで記入してみる。仮に両方に記入する場合は，その理由を（　）内に書く。 ・強みと弱みは過去から現在の状況	・自分の具体的な弱みは一体何なのか，弱みと思える事柄を，何でもよいので挙げてみる。
	O：Opportunity（機会）	T：Threat（脅威）
外部環境・環境分析	・自分にとって何が機会なのか，何がチャンスなのかを挙げる。 ・機会と脅威は現在から近い将来への状況分析。特に機会は最も大切である。病院（看護部，病棟，自分）が今後活性化し発展するかどうかが，ここにかかってくる。	・何が自分のあり方や将来を脅かす存在なのか。この脅威となる対象を明確に認識しなければ，成功するためのコツにたどり着くことはできない。

⬇

	機会の利用	脅威への対応
強みの強化	チャンスを自分の強みで最大限に生かすには？ 強みの強化	脅威でも自分の強みでチャンスにするには？
弱みを強みへ	せっかくのチャンスを自分の弱みで取り逃がさないためには？	脅威と弱みで最悪の状態を招かないためには？

表39　十字形チャートの特徴

1. 病院，病棟，看護部，自分自身の長所・短所などの内容が認識でき，その能力が育成される。

2. 「井の中の蛙」から脱皮することができ，全体像がわかり将来の方向性が見えてくる。

3. 企画力，創造性など，能力向上につながり人材教育になる。

4. 十字形チャートはマネジメント全体の頭脳部であり，心臓部でもあるので，看護部や個人が自立・自律できるようになり，力を持つようになる。

5. 自分自身のキャリアを含めたライフプランを作成することができる。

6. 看護診断や看護計画，リスクマネジメントなど，どんなテーマでもこれを応用して作成できると共に，問題解決，意思決定手法でもある。

7. 方向性が確認できたら，そこから目標を細分化して個々人の目標管理に結び付けることができる。

8. 個人で実行する場合は目標管理に結び付ける。

表40　個人目標シート（師長用）

＊コンピテンシー目標　2003年度

1．リーダーシップ	メンバーを効果的に働くように導く，動機付ける
2．強制力	行動基準を設定し，その基準どおりに行動させる
3．育成力	他人の資源を長期的に育成しようとする
4．チームワーク	他のメンバーを評価し，組織の円滑な運営を促進するよう行動する
5．達成志向性	目標に執着し，それを超えることやそのために計算されたリスクを取る
6．イニシアチブ	将来のニーズやチャンスを先立って考え，先取りしようと行動を起こす
7．顧客志向性	サービスを受け取る顧客のために行動する
8．徹底確認力	あいまいなことを減らし，詳細なことに注意を払い，系統化する
9．フレキシビリティ	状況に応じて現在の仕事のやり方や方向性を変える
10．分析・思考力	原因と結果の因果関係を突き止め，対応策を練る

個人目標	アクションプラン		4月	5月	6月	7月	8月	中間評価
		実施						自己
		計画						他者
		実施						自己
		計画						他者
		実施						自己
		計画						他者
		実施						自己
		計画						他者

第2章　成果を得るための方法

氏名　　　　　　　　　　　　　セクション

11.	概念的思考力	パターンを見抜いたり，考えをつなぎ合わせたり，新しい見方をつくり出す
12.	情報志向性	質・量の両面から，執拗に情報を収集する
13.	専門性	有用な新しい専門知識やスキルを習得し，ビジネスに生かす
14.	対人インパクト	論理的・感情的な影響力を意図的に活用して影響を与える
15.	対人理解力	言葉で表現されなくても，相手の思いや感情を察知する
16.	関係構築力	個人的な信頼関係を築こうとする
17.	組織感覚力	非公式の政治力，組織構造，風土に敏感である
18.	自信	リスクの高い仕事に挑戦したり，権力のある人に立ち向かう
19.	セルフコントロール	ストレス状況の中でも感情的にならないで行動する
20.	組織志向性	組織の基準，ニーズ，目標を理解し，それを促進すべく行動する

9月	10月	11月	12月	1月	2月	3月	ゴール	評価
								自己
								他者
								自己
								他者
								自己
								他者
								自己
								他者

S：チャレンジした企画が成功　A：期待以上の結果　B：期待どおりの結果　C：期待以下の結果

図27　コンピテンシー別偏差値

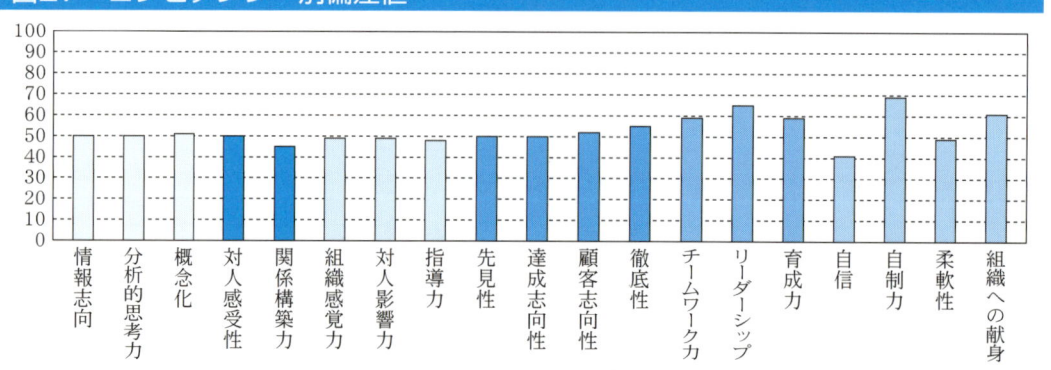

（棒グラフ：情報志向、分析的思考力、概念化、対人感受性、関係構築力、組織感覚力、対人影響力、指導力、先見性、達成志向性、顧客志向性、徹底性、チームワーク力、リーダーシップ、育成力、自信、自制力、柔軟性、組織への献身）

ヘイコンサルティンググループ：行動特性調査（BDI）診断結果より引用．

図28　クラスター別の平均値

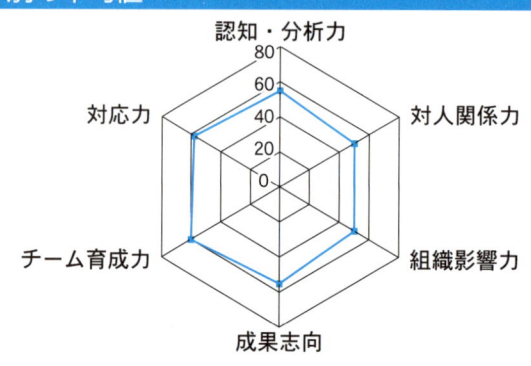

（レーダーチャート：認知・分析力、対人関係力、組織影響力、成果志向、チーム育成力、対応力）

ヘイコンサルティンググループ：行動特性調査（BDI）診断結果より引用．

表41　行動特性の分析

組織影響力

対人関係	左上の対人関係力と組織影響力が相対的に強い象限に位置する人は，相手が望んでいるところを察して的確な働きかけをすることが強い反面，課題が何であるかを調べたり，分析することが必ずしも十分でない傾向を持っていることが多い。	25 20 15 10 5	右上の組織影響力と認知・分析力が相対的に強い象限に位置する人は，課題を的確に把握した上でその解決のために働きかける能力に長じている一方，関係者やチームの置かれた状況を考慮しての配慮が後回しになる傾向を有している。	認知・分析
	－25　－20　－15　－10　－5	－5	5　10　15　20　25	
	左下のチーム育成と対人関係が相対的に強い象限に位置する人は，顧客や関係者の立場に立つと共にチームを率い，育成するのが上手だが，現状分析による成果の把握と目的達成のための影響力の駆使が十分に行われない傾向がみられる。	－10 －15 －20 －25	右下の認知・分析とチーム育成が相対的に強い象限に位置する人は，現状を分析して，チームメンバーに適切な課題を与えて育成を図るリーダー的な存在だが，サービス精神の発揮と影響力の駆使が行動として表れない傾向にある。	

チーム育成力

ヘイコンサルティンググループ：行動特性調査（BDI）診断結果より引用．

2）BDI診断結果

　診断の結果はフィードバックレポートとして提供された。それによって個人の強み・弱み，傾向が明確となり，自己のコンピテンシーを領域を意図的に用いて有効な職務行動につなげることが可能となった。

（1）コンピテンシー別偏差値

　図27に示した診断結果では，以下の項目が高い傾向にあった。

- ［自制力］あらゆる状況において，後ろ向きの行動を取らずに，安定して力を発揮できる能力。
- ［リーダーシップ］チームやグループの中でリーダー的な役割を取り，他者を導く力。
- ［チームワーク力］チームの一員として，目的達成に向けた協調的な行動を取る能力。
- ［組織への献身］所属する組織が要求する行動基準や最終成果を的確に把握し，それに貢献しようとする性向。
- ［育成力］他者レベルやニーズを正確に分析し，学習や開発の援助を効果的に行う能力。

（2）クラスター別の平均値

　これは，19のコンピテンシーを性質的な類似度から6つに区分してとらえたもので，どういう方向に寄った行動を取る傾向にあるか，どのような特徴を持っているのか，大づかみでとらえることができるもので，図28で見ると，バランスは取れているという結果である。

（3）行動特性の分析

　表41に示した分析結果では，行動の特性が右下の位置にあり，これは「現状を分析して，チームメンバーに適切な課題を与えて育成を図るリーダー的な存在だが，サービス精神の発揮と影響力の駆使が行動として表れない傾向」を示している。

図29　目標管理をするための師長のコンピテンシーと職務行動

コンピテンシー　　　　　職務行動

- リーダーシップ
- 達成志向
- チームワーク

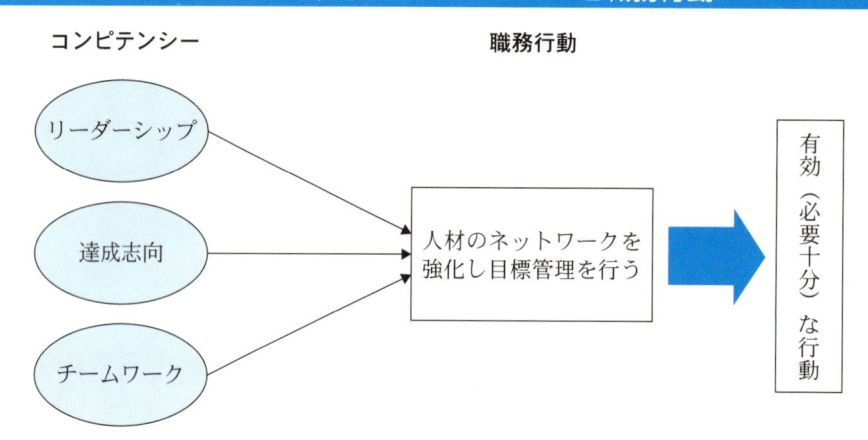

→ 人材のネットワークを強化し目標管理を行う → 有効（必要十分）な行動

図30　マネジメントコントロール

人を軸としたコントロール　　　　　　　　　　仕事を軸としたコントロール

能力　　　　　　→　職務行動＝職務目標（役割）　←　組織目標
意欲　　　　　　　　　　　　　　　　　　　　　　　ビジョン
　　　　　　　　　　　　　　　　　　　　　　　　　戦力

人は自分の能力や意欲を総動員して職務行動を行う

個人の職務行動と組織の職務目標を一致させることがマネジメントである

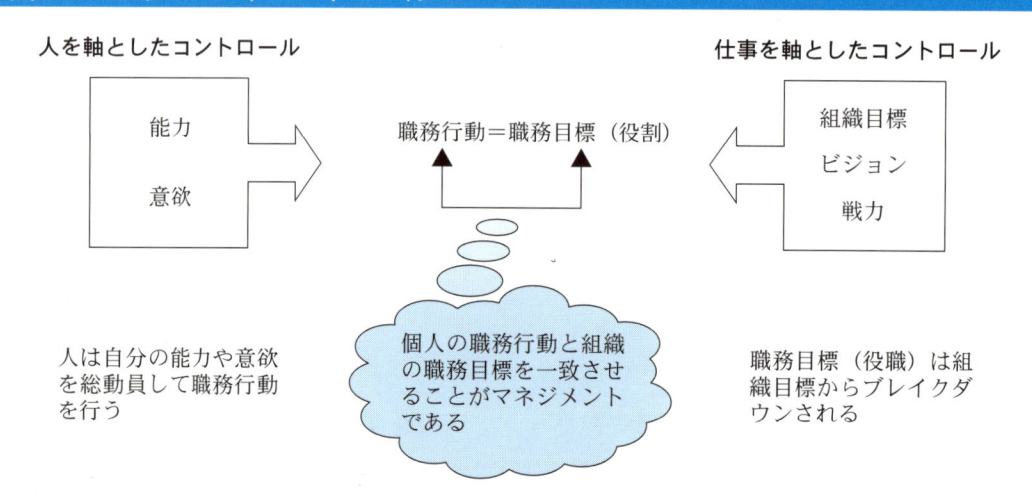

職務目標（役職）は組織目標からブレイクダウンされる

図31　コンピテンシーモデル

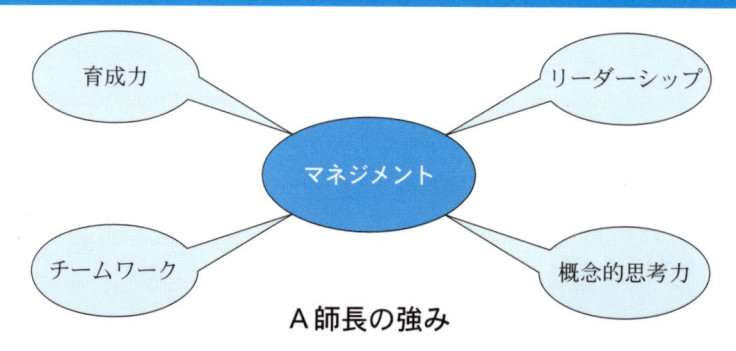

- 育成力
- リーダーシップ
- チームワーク
- 概念的思考力

→ マネジメント

A師長の強み

第2章　成果を得るための方法

4 コンピテンシーを生かした管理をするために

成果責任との整合性

　成果につながる，有効で必要十分な職務行動を取るためには，いくつかのコンピテンシーが適切に組み合わされて，それが同時に発揮されていなければならない。
　例えば，当院看護師長の成果責任Ⅰ「質の高い看護を継続的に提供する」の業務活動A「目標を管理する」の課業「1～38項目（項目省略）」※がある。この業務活動「目標を管理する」の，必要なコンピテンシーと職務行動を図29のように考えた。

※具体的内容はCD-ROM内の「師長の成果責任」を参照。

5 目標管理を強化するためのマネジメントコントロール

　マネジメントを「仕事を軸としたコントロール」と「人を軸としたコントロール」であるととらえた場合，組織の中の多様な人と仕事をうまく組み合わせ，その組み合わせどおりに仕事が実行されるようコントロールすることがマネジメントである（図30）。
　マネジメントする際にコンピテンシーを活用する場合，「人材が持つ可能性への信頼」と「弱みの克服より強みの強化」に主眼を置くことが大切である。成果を上げるために必要なのは人材の強みを最大限に生かすことで，限られた資源（時間）の中での弱みの補強は，強みを生かすために最低限補わなければならないものだけに限定することが必要である。

6 目標管理を有効にするためのコンピテンシー

　職務行動場面によって，重要なコンピテンシーの組み合わせは異なる。大切なのは，成果を上げるために最も重要なコンピテンシーを絞り込むことである。
　102ページで例に挙げた「個人のBDI診断結果」での強みは，「リーダーシップ」「チーム育成力」「自制力」「育成力」「概念化」であった。目標管理を有効にするためのマネジメントに必要なコンピテンシーを，〈私の強み×コンピテンシー〉で考えると図31のよう

表42 十字形チャートによる現状分析（A師長の分析例）

	S：Strength（強み）	W：Weakness（弱み）
内部環境・能力分析	・救命救急センターの師長（臨床現場を持っている） ・師長・主任の成果責任が成文化されている ・目標管理が定着している ・状況に応じて現在の仕事のやり方や、方向性を変えることができる ・忍耐力がある ・人の話をじっくり聞くことができる ・仕事は期限内に仕上げる ・原稿（雑誌や本）を書く機会が多くある ・悩みを聞いてくれる仲間がいる	・救命救急センターのベッドコントロールシステムの実行面が弱い ・2002年度目標評価でC評価が47％と高い ・自信のなさから人に立ち向かう力が弱い ・表現力が乏しい（プレゼンテーション力） ・時間管理ができていない ・人に厳しい（スタッフに能力以上のことを要求していることがある） ・断れない（余裕のある仕事の仕方ができていない） ・自分の行動や成果を整理して文章化することができていない
	O：Opportunity（機会）	T：Threat（脅威）
外部環境・環境分析	・マリアⅡプロジェクトの推進メンバー ・第三者評価の推進メンバー ・人事考課の導入 ・看護部でのリンクナース制の導入 ・メディカルサポートセンターの設立（病院全体の病床管理も行う） ・主任が育っている ・セクションの風土が良くなっている	・中途退職者の申し出 ・稼働率の低下 ・患者が誤解して権利を主張する ・能力以上の仕事

⬇

	機会の利用	脅威への対応
強みの強化	・目標管理の強化 ・マリアⅡプロジェクトの推進 ・第三者評価に向けて推進の強化	・セクションの組織・ネットワークを強化 ・プリセプター制度の強化による新入職者のリアリティーショックの減少
弱みを強みへ	・2003年度目標のC評価を減らす ・原稿（雑誌や本）依頼は積極的に受けて書く ・プレゼンテーション力を養う	・人材育成の強化 ・メディカルサポートセンターとの連携強化

になる。

　新たな職場でセクションの目標管理を効果あるものにするためには，自分の強みのコンピテンシーを意識してマネジメントしてみることである。

7　十字形チャートで自分の姿を見る

　現状分析を行うために，次のことを自分に問う作業を行ってみる（**表42**）。「私の強みは？」「私の弱みは？」「私のチャンスは？」「私の脅威は？」「チャンスを自分の強みで最大限に生かすには？」「せっかくのチャンスを自分の弱みで取り逃がさないためには？」「脅威でも自分の強みでチャンスにするには？」「脅威と弱みで最悪の状態を招かないためには？」と，十字形チャートを用いて整理してみる。

　十字形チャートはマネジメント全体の頭脳部であり，組織や個人が自立・自律できるようになり，力を持つようになる（**表39**参照）。ここで大切なことは，これが正解だというものはないため，とにかく書いて表現してみることである。

8　セクションの目標管理を有効にするための個人コンピテンシー目標（表43）

　セクション目標を有効に管理するために，自分の強みのコンピテンシーでもある，「チームワーク」「リーダーシップ」「育成力」「概念的思考力」の4つのコンピテンシーを意図的に発揮することとした。目標を「セクション目標管理を強化する」とし，アクションプランを「セクションの目標管理を強化するために，人的ネットワークをシステム化する」「個人目標管理のシステム化を行う」とし，今年度の目標管理のスタートとした。

表43　個人目標シート（師長用）

＊コンピテンシー目標　2003年度

1．リーダーシップ	メンバーを効果的に働くように導く，動機付ける
2．強制力	行動基準を設定し，その基準どおりに行動させる
3．育成力	他人の資源を長期的に育成しようとする
4．チームワーク	他のメンバーを評価し，組織の円滑な運営を促進するよう行動する
5．達成志向性	目標に執着し，それを超えることやそのために計算されたリスクを取る
6．イニシアチブ	将来のニーズやチャンスを先立って考え，先取りしようと行動を起こす
7．顧客志向性	サービスを受け取る顧客のために行動する
8．徹底確認力	あいまいなことを減らし，詳細なことに注意を払い，系統化する
9．フレキシビリティ	状況に応じて現在の仕事のやり方や方向性を変える
10．分析・思考力	原因と結果の因果関係を突き止め，対応策を練る

個人目標	アクションプラン		4月	5月	6月	7月	8月	中間評価
目標管理を強化する	セクションの目標管理を強化するために，人的ネットワークをシステム化する	計画	目標の設定，スタート	毎月進捗度の確認 毎月リーダー会参加			メンバーへの周知徹底度確認	自己
		実施						他者
	個人目標管理をシステム的に行う	計画	目標面接の講義		目標面接	中間評価の説明	中間評価ラダー面接→	自己
		実施						他者

氏名	A山△子	セクション　〇〇〇〇

11.	概念的思考力	パターンを見抜いたり，考えをつなぎ合わせたり，新しい見方をつくり出す
12.	情報志向性	質・量の両面から，執拗に情報を収集する
13.	専門性	有用な新しい専門知識やスキルを習得し，ビジネスに生かす
14.	対人インパクト	論理的・感情的な影響力を意図的に活用して影響を与える
15.	対人理解力	言葉で表現されなくても，相手の思いや感情を察知する
16.	関係構築力	個人的な信頼関係を築こうとする
17.	組織感覚力	非公式の政治力，組織構造，風土に敏感である
18.	自信	リスクの高い仕事に挑戦したり，権力のある人に立ち向かう
19.	セルフコントロール	ストレス状況の中でも感情的にならないで行動する
20.	組織志向性	組織の基準，ニーズ，目標を理解し，それを促進すべく行動する

9月	10月	11月	12月	1月	2月	3月	ゴール	評価
中間評価			メンバーへの周知徹底度確認			年間評価	全目標の80%以上でB評価となる	自己
								他者
		S評価のナレッジ		幸せ度調査	年間評価の説明	年間評価ナレッジ	スタッフ全員にB評価が1つ以上ある	自己
								他者

S：チャレンジした企画が成功　A：期待以上の結果　B：期待どおりの結果　C：期待以下の結果

8 スタッフと目標管理の実際（クリニカルラダー，キャリアファイルと個人目標管理）のリンク

表44 当院におけるクリニカルラダー導入の歩み

1989年：婦人科病棟でプライマリナーシングの導入の準備段階として，クリニカルラダーをスタッフに紹介
1990年：プライマリナーシング導入にあたり，独自のクリニカルラダーを作成，実施
1991年：看護部でプロジェクトを結成
・毎日の看護を見直し，レベルアップを図ろう
・一人ひとりの看護を評価する基準を作ってみよう
・評価の結果を個人のキャリアに反映できないものか

プロジェクト
1991年12月：各セクションラウンド
1992年 3月：病棟説明会，追加説明会
     5月：評価表（検討用）作成
    12月：評価表を希望者に実施，アンケート実施
1993年 6月：評価表作成

委員会
1994年〜　実施の手引の作成
1996年〜　第1回クリニカルラダー実施，アンケート実施，評価
1997年〜　全セクション実施，アンケート実施，評価

1999年〜　各セクションの定型業務・監査事項となる
2001年〜　実施要項・評価表の修正

図32 クリニカルラダー評価基準

CN：クリニカルナース（臨床看護師）

ラダーレベル基準Ⅰ
CN Ⅰ
・定められたマニュアルに沿って，あるいは部分的に指導を受けながら日常の看護業務が実践できる
・オレム看護論とPOSの概念を理解し，基本的看護援助ができる

ラダーレベル基準Ⅱ
CN Ⅱ
・経験に基づいて何が重要であるかを判断し，看護チームにおいてメンバーシップを発揮できる
・アソシエイトナースとして自立して実践できる
・指導を受けながらプライマリナースとしての役割が果たせる

ラダーレベル基準Ⅲ
CN Ⅲ
・経験に基づいて患者の全体を把握し，長期的見通しが持てる
・看護実践においてリーダーシップを発揮できる
・プライマリナースとしての役割が果たせる

ラダーレベル基準Ⅳ
CN Ⅳ
・わずかな手掛かりで状況を直観的に把握し，患者の問題領域に的を絞ることができる
・看護チームにおいてリーダーシップを発揮できる
・医療チームにおいて看護の立場からリーダーシップを発揮できる

診療報酬改定，包括評価など医療を取り巻く情勢が厳しさを増す中で，医療現場の看護管理者は，病院経営に積極的に参画しながら同時に質の高い看護を提供することを求められている。それは，さまざまな社会のニーズに対応できるよう，スタッフの能力発揮に向けて人材育成するという重要な成果責任があるということである。

　スタッフ一人ひとりが専門職としてチャレンジし続け，仕事に対する満足感を高め，さらに組織を成熟させることは，看護管理者として最も大切な役割である。専門職業人として質の高い看護を提供するためには，目標志向的な行動が必要であり，目標管理制度は有効な手段であると考える。

　当院では，スタッフの実践能力を高めキャリアアップするための手段として，クリニカルラダー制度によるキャリアファイルを用いた自己のキャリアの自主管理，個人目標管理を行っている。

1 クリニカルラダー

1）クリニカルラダー導入の経緯

　当院での看護方式は，従来チームナーシング方式を取っていた。しかし，患者の把握が困難で看護計画が継続されにくいことと，看護師の責任が不明確であるため，1989年にプライマリナーシングの導入を開始した。

　プライマリナーシング導入にあたり，プライマリナースの看護実践能力を評価し高めるためには何らかの評価基準が必要であった。そこで聖路加国際病院のクリニカルラダーを参考に，独自のクリニカルラダーを作成し活用することにした。

　1989年に看護部でクリニカルラダー実施のためのプロジェクトを立ち上げ，1996年に全看護師に適応した（**表44**）。

　その後，何度かの改善と評価方法の変更を重ね，現在のクリニカルラダー評価基準と評価表に至っている（**図32，表45**）。

表45 聖マリアンナ・クリニカルラダー評価表

氏名　　　　　　評価日　年　月　日　　　　同僚評価　　　　　評価日　年　月　日

		CN I	自己	他者	師長/決定	CN II	自己	他者	師長/決定
看護実践	情報収集	・受け持ち患者について，看護記録用紙のフォームに沿って情報収集ができる。				・受け持ち患者の状況を判断し，意図的に情報収集ができる。 ・看護記録以外の記録が活用できる。			
	問題の明確化	・指導を受けながら問題を挙げることができる。				・情報に基づいてアセスメントし，看護の問題を明らかにすることができる。			
	計画立案	指導を受けながら ・長期目標が設定できる。 ・問題別の目標が設定できる。 ・問題別の解決策が立てられる。				・個別的により具体的な計画が立案できる。			
	実践	・割り当てられた患者の計画に沿って観察ができる。 ・看護手順を参考に正確かつ安全に実施できる。 ・実施した結果を経過記録に記録できる。 ・指導を受けながら患者に対し指導的かかわりができる。				・症状と反応を観察し異常を判断できる。 ・計画された解決策が実施できる。 ・必要時，解決策を修正し，実施できる。 ・一定の期間内にケアを完了させることができる。 ・緊急時，指導を受けて行動できる。 ・患者に対し指導的かかわりができる。			
	評価	・行ったケアについて正確に報告し，疑問点を明らかにすることができる。				・行ったケアの目標達成度を判定できる。 ・必要時，ケアをアセスメントし修正できる。			
	教育	・院内の教育プログラムに参加する。 ・各セクションの学習会に参加する。 ・割り当てられた課題について学習し，発表することができる。 ・学生の行動計画を把握し，援助することができる。				・院内の教育プログラムに積極的に参加できる。 ・各セクションの学習会，係の活動に意見を述べることができる。 ・学生の臨床実習を援助し，アドバイスできる。			
	研究	・研究に関心を持ち，研究発表会に参加できる。				・日常の看護について問題意識を持ち行動できる。 ・研究の意義と目的を理解し，研究チームの一員として割り当てられた内容を行うことができる。			
	管理	・看護部の基本方針を述べることができる。 ・勤務場所の特殊性と業務内容について説明できる。 ・定められた日常業務ができ，適切な報告ができる。				・指示された範囲で管理業務の一部ができる。 ・日常業務について自己評価できる。 ・看護管理上の問題について情報交換したり，意見を述べたりすることができる。			
	総合評価	／10				／12			
		／8				／8			
	今後の課題								

〈注釈〉
※1）熟練とは，CN I，CN IIレベルを達成でき，かつ創意工夫できることである。
※2）適切な指導とは，次のことを示す。
　・看護実践において適切な看護技術が安全かつ正確に実施できるよう指導できる。
　・看護行為の結果をフィードバックできる。
　・相手が表現しやすいかかわりができる。
　・自己の指導方法を評価できる。
※3）動きに注意を払うとは，業務の調整，メンバーの役割や

第 2 章　成果を得るための方法

師長評価日　年　月　日

CN Ⅲ	自己	他者	師長決定	CN Ⅳ	自己	他者	師長決定	備考
・受け持ち患者の情報収集をする時，コミュニケーションを確立し，患者の心配，恐れなどの表出を促すことができる。 ・家族や社会的問題についても考察して情報収集ができる。				・医療チームと患者の相互関係を認識して，効率的に情報収集ができる。 ・看護チームメンバーの情報収集の方法について指導できる。				
・的確に問題を挙げ潜在する問題を予測できる。 ・問題を看護チームメンバーと共有できる。				・問題の優先順位を短時間に導き出せる。 ・問題を医療チームメンバーに伝達できる。				
・問題の優先度，緊急度を判別できる。 ・潜在している問題や予測的問題について対策が立たれる。 ・患者・家族指導のプログラムを立案できる。 ・必要時，医療チームメンバーの力を活用できる。				・社会資源が活用できる。				
・起こり得る事態を予測し，観察できる。 ・**熟練した**※1)看護技術をもって患者のニーズに応じたケアが実施できる。 ・緊急事態に対応できる。 ・患者・家族指導のプログラムに沿って実施できる。 ・何を優先するかを判断し，行動できる。				・緊急事態を予測した行動が取れる。 ・社会資源を活用し，効果的に実施できる。 ・医療チームメンバーの力を最大限に発揮できるよう調整・指導ができる。				
・受け持ち患者のケアについて適切であるかを評価できる。 ・提供した看護技術が適しているかを評価できる。 ・患者・家族への教育の効果を評価できる。 ・医療チームメンバーと協力し，患者の経過をアセスメントできる。				・行われた看護の妥当性，効果などについて評価し，フィードバックさせることができる。				
・自分の目的に沿った教育プログラムを選択し，学習することができる。 ・看護チームメンバーの能力を把握し，**適切な指導**※2)ができる。 ・各セクションの教育に関する企画に自ら参加し，役割を果たすことができる。 ・学生の臨床実習評価ができる。				・指導者として学習課題と向上心を持ち実践できる。 ・看護チームメンバーの能力開発，人間性の成長を支援できる。 ・各セクションのニーズに応じて学習会を企画・運営できる。 ・研修生の臨床実習評価ができる。				
・臨床場面において研究的視点で問題を明確にし，解決のために取り組むことができる。 ・自己の看護実践を振り返り，まとめることができる。				・研究計画を立案し，研究を進め，**発表**※4)できる。 ・必要時，専門家に助言を求めることができる。 ・研究結果を看護実践に応用し活用できる。				
・看護チームメンバーの**動きに注意**※3)を払うことができる。 ・各セクションの全体の環境整備ができる。 ・全体の患者の動向や病状の変化を把握し，対応できる。				・**看護管理上の問題**※5)解決の方策を見出し，活動できる。 ・看護チームメンバーの調整役として機能できる。 ・医療チームメンバーの調整役として機能できる。 ・セクションの目標達成に向けて積極的に推進できる。				
／17				／9				CNレベル
／9				／11				

能力を認識して協働できることである。
※4）発表は，研究計画どおりに進行中の場合は項目クリアとする。
※5）看護管理上の問題とは，発生した問題，潜在的な問題，予測できる問題などである。

表46　クリニカルラダーの目標

1. 看護師の臨床看護実践能力向上への動機付けの手段とする
2. 教育ニードを明確にするための資料とする
3. プライマリナースの決定基準とする
4. 研修会などへの参加決定基準とする
5. 委員会メンバーの選考基準とする
6. 昇格者の選考基準とする

表47　クリニカルラダーの効果

1. 個々の看護師の能力を適切に評価し，さらに向上するための動機付けとする
2. 看護師の仕事の満足度を高める

・スタッフが目標管理を意識するようになった
・キャリアアップのための課題を明確にできるようになった

表48　クリニカルラダー評価手順

Step 1	自己評価	A：できている B：できていない
Step 2	他者評価 （同僚評価）	ラダーレベル同等以上の人から選択する
Step 3	他者評価 （師長評価）	主任または師長が実施する
Step 4	評価面接	Step 1，2，3の結果を基に実施する
Step 5	ラダーレベル決定	評価基準に従い決定する 課題を明確にする
Step 6	決定レベルの保管	・全員の決定レベルを看護部で保管する ・B評価の集計を行う ・各自はキャリアシートに保管する

表49　クリニカルラダー評価決定基準

ラダーレベル	看護実践	教育・研究・管理	ポイント
CN I	100%	100%	「実践」以外10ポイント
CN II	100%	100%	「実践」以外15ポイント
CN III	100%	80%	「実践」以外20ポイント
CN IV	100%	80%	「実践」以外30ポイント

2）クリニカルラダーの運用
(1) クリニカルラダーの目標
　クリニカルラダーの目標は，表46のとおりである。例えば研修会への参加決定基準で，8～10月のラダー決定時にラダーレベルⅠの評価で，翌年4月にラダーレベルⅡ以上の研修に参加したいと申し出た場合はその時点で再評価を行い，ラダーレベルⅡをクリアすることで研修に参加する資格を得ることができる。このようなケースも少なくない。

(2) クリニカルラダーの活用と効果（表47）
　クリニカルラダーは，「看護実践」「教育」「研究」「管理」の4つのカテゴリーに分類し，スタッフの臨床実践能力を高めるために活用している。
　対象者は師長を除く全有資格者である。
　実施期間は年1回設定した3ヵ月間（8～10月）で行い，新卒者は9月以降に行う。中途入職者，セクション異動者は3ヵ月後に行う。

(3) クリニカルラダー評価手順（表48）
　クリニカルラダーの評価は，以下のような手順で行う。
Step 1：自己評価を行う。
Step 2：ラダーレベル同等以上の同僚に自分で依頼し，評価を受ける。
Step 3：自己評価・同僚評価終了後，主任または師長が他者評価を行う。
Step 4：Step 1，2，3の結果を基に，主任または師長がラダー面接を行う。
Step 5：ラダー面接では，本人と上司の評価が異なる項目に対してその理由を述べ合い，お互いが納得した上でラダーレベルを決定する。この時点で，課題を明確にする。
Step 6：全員のラダーレベルとB評価を集計し，看護部に提出する。ラダー表は各自のキャリアブックに保管する。

(4) クリニカルラダー評価決定基準
　表49に示したように，CNⅠ・Ⅱは4カテゴリーともすべてA評価でなければならない。CNⅢ・Ⅳは，教育，研究，管理の3カテゴリーにおいて80％の評価を得ればクリアすることができる。

表50　自主管理するキャリアファイル

- 自分の実績・成長の記録である
- 自己管理強化に役立てる
- 自己の教育計画に役立てる
- 自立・自律・セルフケアを目指すためのものである
- クリニカルラダーの参考資料とする
- 上司による育成計画の参考資料とする
  看護基準，技術チェックリスト，キャリアシート，クリニカルラダー表，個人目標シート

表51　キャリアファイルの使い方

1. 自分で記入し，自分で管理する。
2. ファイルには看護基準，技術チェックシート，学習会参加などの履歴を記入するキャリアシートが入る。
3. キャリアシートに学習会参加などの実績を記入し，自己管理する。
4. キャリアシートは年1回看護部に提出し，キャリア申請する。
5. ラダー面接時，師長に提出する。
6. 院内の学習会参加時は，受付に提出しサインをもらう。
   病棟での企画は師長がサインする。
   院外研修の参加は報告時師長のサインをもらう。
7. 巻末の袋にはレポートや論文などをファイルする。

表52　キャリアファイルのポイントの基準

1. 院内教育計画や院外での活動で取得したポイントは，クリニカルラダー評価の参照にする。
2. 各CNレベルのポイント数は，そのレベルの教育・研究の水準である。
3. 各研修やコースはポイント制にし，実践と自己啓発・自主活動のポイントを高くする。
4. ポイントの集計は，ラダー面接から翌年の面接までの1年間とする。

◆コア・ケア・キュアの教育企画：90分時間内参加【1点】時間外参加【2点】
◆院外学会一般参加【5点】
◆研究発表：院内【10点】院外【15点】
◆各委員会プロジェクト活動【5点】
◆各企画講師【10点】
◆各ラダーレベル課題レポート【5点】
◆部署内伝達講習講師【5点】
◆部署内係【2点】
◆院内交換研修【5点】
◆プリセプター・新人担当者【10点】
◆役割別学習会での創造的活動【5点】　　例：リーダーや発表を申し出る

2 「キャリアファイル」を用いて自主管理

1）キャリアファイルとは

キャリアファイルとは，看護職員の自己教育力（学習力）の育成とキャリアアップを支援するための自己成長のファイルである。自己の学習計画や上司による指導計画に役立てることができる。キャリアファイルは，自己のキャリアを発達させるためのキャリアプロセスや結果が詰まった自主管理ファイル，ライフヒストリーである（**表50**）。目標面接，ラダー・中間面接，育成面接時には必ず持参して師長に提出し，お互いで成長の過程を確認する。師長にとってはスタッフ一人ひとりの成長がわかるため，このファイルを見るのが楽しみになってきている。

2）キャリアファイルの運用方法

キャリアファイルには，フェースシート，運用基準，看護基準，技術チェックリスト，キャリアシート（委員会プロジェクト，学習会の講師，セクション内の活動，院内・院外研修への参加など），クリニカルラダー表，個人目標シートなどがファイルされている。このキャリアファイルの使い方は，**表51**に示したとおりである。

3）キャリアファイルのポイント

キャリアファイルは，学習会や研修会などに持参し，ポイントを得る（**表52**）。このポイント数は，クリニカルラダーに反映する（**表53**）。ポイントは，時間内・時間外，院内・院外，参加，講師などと，より主体的な活動になるほど点数が高くなっている。ポイントがたまるのを楽しみに学習会や研修に参加しているスタッフも見受けられる。多くの学習会や研修会に参加し，ポイントをためて楽しみながら学習すると同時に，あくまでもそれをケアに生かすことが最終目的である。ポイントを取得すると，以下のようなメリットがある。

①聖マリアンナ認定看護師
  ・MEN（マリアンナエキスパートナース）の資格
  ・コース修了後は修了証書，MENバッチ，部長賞が授与される
②昇格の推薦
③さまざまな研修会，学会，海外研修などの公費参加の優先

今年度のMENコース修了者の部長賞は，数万円の研修参加費であった。受賞者は大いに喜び，研修を楽しみにしている。ポイント制を設けたことによってスタッフの

表53 クリニカルラダー別教育計画と経験年数別教育計画

CNⅣ キャリアファイル実績が30ポイント以上	管理研修 ・リーダーシップⅡ ・リスクマネジメント	看護部委員会活動 看護部プロジェクト活動 教育企画・実践	マリアンナ認定看護師のコース ・コーチング，カウンセリング ・面接，管理評価	看護研究実践	投稿，執筆，講師 看護研究 国外研修 主任学習会 師長学習会
	CNⅣは，得意分野での年間活動のレポート提出の義務がある。				
CNⅢ キャリアファイル実績が20ポイント以上	エキスパート研修 ・リーダーシップⅠ ・実習指導 ・目標管理	病棟外役割 教育指導の実践	マリアンナ認定看護師のコース ・指導・評価技術 ・セルフケア支援技術	院内交換研修 社会資源活用 看護研究実践	学会，研修会の発表 伝達講習の講師 長期院外研修 臨床指導者学習会
	中堅ナース研修は，CNⅣとなるための必須とする。				
CNⅡ キャリアファイル実績が15ポイント以上	アドバンス研修 ・看護倫理 ・看護診断　看護論 ・プリセプターシップ3年目研修（全員） ・看護研究	病棟内係，役割リーダー 指導実践 事例研究（2～3年目で全員終了する）	マリアンナ認定看護師のコース ・重症度別看護 ・発達段階別看護 ・緩和ケア／患者指導／災害看護	重症度別看護 発達段階別看護 緩和ケア／患者指導 院内交換研修	学会，研修会の参加 院外講習会の参加
	事例研究は，個人がCNⅢとなるための課題とする。				
CNⅠ キャリアファイル実績が10ポイント以上	フレッシュパーソン研修 ・入職時研修（全員） ・中途入職研修（全員） ・3ヵ月時研修（全員） ・6ヵ月時研修（全員） （看護記録，ケーススタディ）	病棟内係メンバー 病棟内学習会 ケーススタディ（新入職者全員が終了する）	フレッシュパーソン研修 ・フィジカルアセスメント ・感染防止 ・医療事故防止 ・看護ケア技術 ・ME機器	看護過程の実践 感染防止 医療事故防止 医療廃棄物処理 ME機器管理	図書，器材の活用 院内講演会参加 院内学習会参加
	ケーススタディは，個人がCNⅡとなるための課題とする。				
	集合（Off-JT）教育	分散（OJT）実践教育	集合（Off-JT）	分散（OJT）実践	自己啓発（SD）および院外
	コア委員会		ケア・キュア委員会		スペシャル支援ネット
	キャリア開発ネットワーク				

モチベーションが高まり，さらなるキャリアアップにつながっている。

　研修は，クリニカルラダーのレベルにより参加できるものと，全員参加できる研修・講演会の2種類がある。詳細は，教育研修参加基準（**表54**）参照。

　クリニカルラダー別のポイント取得については，キャリアファイルの運用基準を参照する。自ら参加基準に合わせて研修内容を選択し，受講する。その結果を自分の研修履歴として記録する。院内の集合教育90分で1ポイントが基本であるが，研修内容や活動内容によりポイント数が異なる。

　次のラダーレベルにステップアップするには，指定されたポイント数を1年間で取得する必要がある。

　マリアンナ認定看護師のコースは当院看護部が定めた特定領域の看護実践のコースで，修了後はマリアンナエキスパートナース（MEN）として登録される。

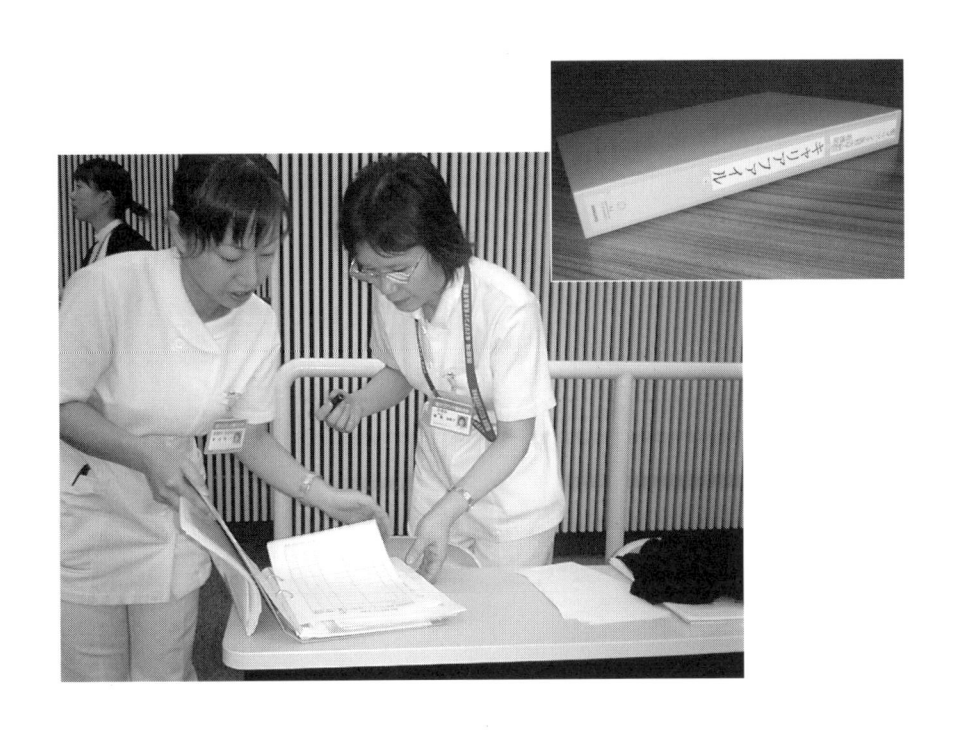

表54 教育研修参加基準

コース名	対象	プログラム名	参加基準
フレッシュパーソン	看護師	新入職者オリエンテーション	4月1日採用の新卒者および3月，4月採用の既卒者
		技術研修	4月1日採用の新卒者および3月，4月採用の既卒者
		3ヵ月研修	4月1日採用の新卒者
		7ヵ月研修	4月1日採用の新卒者
		プリセプティー	4月1日採用の新卒者および新人指導の任にある看護師
		プリセプターフォロー	
アドバンス	看護師	アドバンスコースⅠ	CNⅡ以上・在職1年以上
		アドバンスコースⅡ	3年目必須，2年目は希望者
エキスパート	看護師	エキスパートⅠコース	CNⅡ以上・在職3年以上
		エキスパートⅡコース	CNⅢ以上・LCⅠあるいはアドバンスコースⅠ修了
マネジメント	看護師	管理者研修	CNⅢ以上・在職1年以上
		中途入職者研修	前期（5月）：10月1日～4月31日採用の中途入職者
			後期（11月）：5月1日～9月30日採用の中途入職者
		中途入職者オリエンテーション	上記対象者
	助手 クラーク 保母	入職時オリエンテーション	4月1日採用の看護助手，クラーク，保母
		補助者学習会	全看護助手，全クラーク，保母
		助手技術教育	看護助手
		中途入職者オリエンテーション	入職看護助手
マリアンナ認定コース	看護師	クリティカルケアMEN	CNⅡ以上・在職1年以上
		リハビリテーションMEN	CNⅡ以上・在職1年以上
		緩和ケアMEN	CNⅡ以上・在職1年以上
		セルフケアMEN	CNⅡ以上・在職1年以上
		感染管理MEN	インフェクションコントロール修了者であり，今後指導を継続できる人（看護師長以外）でCNⅡ以上・在職1年以上
		共通基準	全日程を受講する，6ヵ月実施，実践レポート3,200字以上
			コース開始からレポート提出まで2年間とする（師長を除く）
キャリアデベロップメント	看護師	院内交換研修	在職1年以上
	看護師	臨床指導者学習会	臨床指導者，アドバンスコースⅠ・LCⅠ修了者，もしくは選出
	看護師	主任学習会	主任看護師
	看護師	師長学習会	看護師長
	看護師	看護研究発表会	全看護職員
	全看護助手 全クラーク 全保母	文化講演会	全看護師

当院ではドロセア・オレムのセルフケア理論を採用し，看護の方向性として，患者・家族のセルフケア能力の向上と共に看護師の自律・自立を目指してきた。そのためには，看護部の理念であるコア・ケア・キュアの専門技術の能力を育成するための教育プログラムが必要であった。

そこで，①理念達成に向けて一貫性を持ち，②特定機能病院としての役割を発揮するための教育プログラムを作成した。2002年から新たにマリアンナ認定看護師（MEN）コースを設け，クリニカルラダーとリンクしたプログラムの下で，自己教育力重視のキャリアデベロップメントとキャリアファイルで自主管理を行っている。

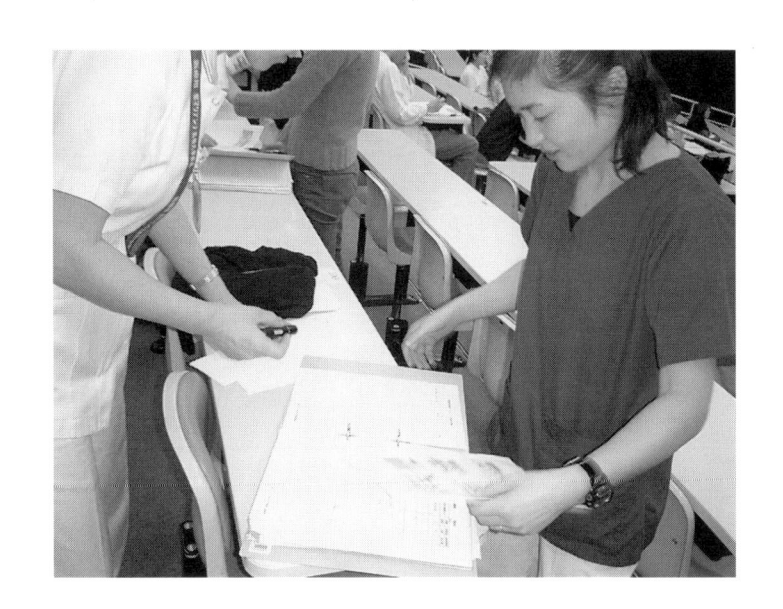

表55　個人目標管理のタイムスケジュール

月	項目
2〜3月	①年間評価，育成面接
	②次年度の個人目標シートを渡す
4月	①スタッフは，個人目標シートに今年度の目標を設定し，師長に提出する
	②目標面接（やれそうだ目標，チャレンジ目標を設定）
	③アクションプランの実行
5月	
6月	
7月	
8月	
9月	①中間評価，クリニカルラダー面接
	②アクションプランを見直し，修正が必要か検討（目標は変えない）
10月	
11月	
12月	
1月	
	＊Ｓ評価のナレッジマネジメント
2〜3月	①年間評価，育成面接
	②次年度の個人目標シートを渡す

3 個人目標管理

1）個人目標管理の手順

　個人の目標の先には当然，看護部の目標や理念，病院の理念が見えてこなくてはならない。当院看護部では，ここ1～2年でようやく看護部の目標から各ネット会議の目標，セクション目標までの一貫した目標管理体制ができ，軌道に乗っている。

　個人目標管理に関しては，実施しているセクションはあったが看護職員全員には行えていなかった。そこで人的資源ネットワークでは，2003年度から看護職員全員に，個人目標管理が行えるよう推進活動を行ってきた。主な活動内容は以下のとおりである。

①師長学習会（人事考課）グループと共同で，タイムスケジュール（**表**55），面接シート（**表**56）の作成。

②個人目標シート（**表**57）の作成。

③説明会

　　第1回：2003年3月17日，師長と主任対象

　　第2回：2003年5月26日，全看護職員対象

　　第3回：2003年7月16日，全看護職員対象

　　第4回：2004年2月19日，全看護職員対象

　個人目標説明会初回は総勢約300名の看護職員（看護師，助手，クラーク）が集まり，目標管理に対する関心の高さに担当者一同驚くような状況であった。

表56　面接シート

平成　　　年

氏名　　　　　　　　　　　　　　　　　面接者

経験年数　　　　　　　年目　　　　　昨年度ラダーレベル

面接名	月日	経過	独り言メモ
目標面接 （桜面接）		面接前までに ・各自，目標アクションプランシートを書いてくる。 ・面接の時に，目標ゴールアクションプランを検討し設定する。 ・新人は，プリセプターフォローアーが担当する。 ・スタッフの多い部署は，師長・主任で分担する。 　例）経験年数の長い人…師長 　　　その他…………主任 ・新人は，プリセプターフォローアーが担当する。 実施時期 4月から5月上旬	【褒めること】 日々観察したこと，他人からの情報などを忘れないようにメモしておく。
ラダー面接 （お月見面接）		ラダー面接 中間評価 実施時期 8月・9月・10月	【注意すること】
育成面接 （ひな祭り面接）		1年間の最終面接 ・次年度目標アクションプランシートを渡す。 実施時期 2月・3月	【育成点】

師長は日頃のスタッフの情報を目で見て，耳で聞いて集め，面接シートの独り言メモの欄に忘れないようにメモしておき，面接時に活用する。
　例えば，ケアの実際の場面，患者との面接時，医師や助手とのやり取り，看護記録，係の活動状況などのあらゆる情報をメモしておき，育成につなげる。

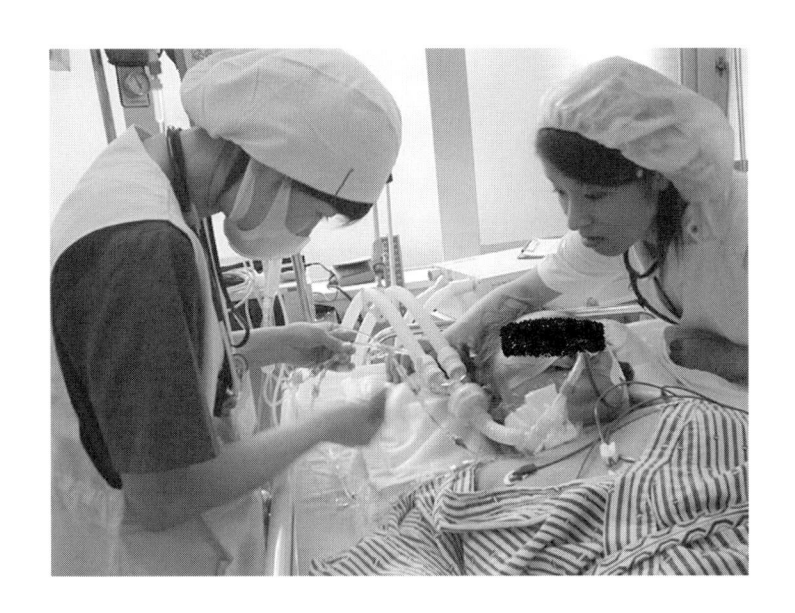

表57　個人目標シート（2003年度）

〈**看護部目標**〉　＊質と効率の両立
1．看護サービスの充実を図り，患者満足度を高める
2．包括評価導入に向けて効率的な看護ができるように整備する
3．特定機能病院に求められる臨床実践能力を開発する
4．安全管理体制の充実を図り，事故の未然防止活動を推進する
5．北部病院開設に向けてのシステムづくりを推進する

セクション：救命救急センター　　　　　　　氏名：聖マリ子

セクション目標	個人目標	アクションプラン		4月	5月	6月	7月	8月
1．患者参画のケアを充実させるために，インフォームドコンセントを徹底する	インフォームドコンセントを徹底するための知識・技術を1つでも多く習得する	手術の見学事例をまとめる	計画	事前学習 —————————————→			研修の準備 —————	
			実施					
3．エビデンスに基づき，患者の状態に適した看護ケアを実践する	エビデンスに基づいた看護ケアが実践できるよう，学会に2回以上参加する	救急看護学会，集中治療学会に参加する	計画			褥瘡学会		
			実施					

第2章 成果を得るための方法

〈セクション目標〉
1. 患者参画のケアを充実させるために，インフォームドコンセントを徹底する
2. ①救命救急センターの看護手順を見直し，改善する
   ②昨年作成のパスを運用・評価する
3. エビデンスに基づき，患者の状態に適した看護ケアを実践する
4. ①看護手順を順守し，事故防止を図る
   ②リンクナースを中心に感染防止対策を周知徹底する
   ③全患者にアセスメントスケールを用い，看護展開を行う
   ④災害拠点病院の救命救急センター看護師としての認識を高め，災害に備える
5. ①業務内容と体制を見直し，改善する
   ②自己の課題を達成するよう，個人目標アクションプランを明確にし管理する

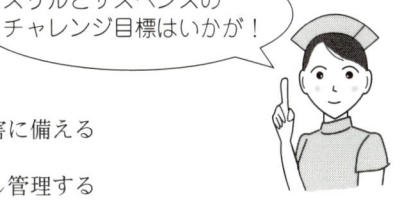

> スリルとサスペンスの
> チャレンジ目標はいかが！

職種：看護師　　　経験年数：3年目　　　クリニカルラダーレベル：Ⅱ

中間評価	9月	10月	11月	12月	1月	2月	3月	ゴール	評価
自己	→	院内交換研修	院内交換研修	プライマリペーシェントの事例をまとめる	→	→	事例発表	事例をまとめて発表する	自己
他者									他者
自己			救急看護学会			院内看護研究	集中治療学会	学会に2回以上参加する	自己
他者									他者

S：チャレンジした企画が成功　A：期待以上の結果　B：期待どおりの結果　C：期待以下の結果

図33　好循環の目標サイクルが個人にもたらすもの

- 環境分析
  〜より広い視野
  〜より深い洞察
- 目標設定
  〜上司とのより的確な
  コミュニケーション
- 進捗管理
  〜より的確な自己管理
- 自己評価・分析
  〜より深い自己洞察
  （弱みと強み）

図34　「好循環」対「悪循環」の目標管理

本人の能力レベルアップ
職場の業務レベルアップ

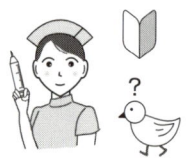

悪いサイクルは
レベルが上がらない。

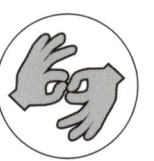

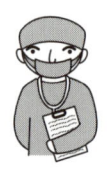

良いサイクルは
一歩一歩レベル
アップする。

図35　「チャレンジ」目標と「やれそうだ」目標

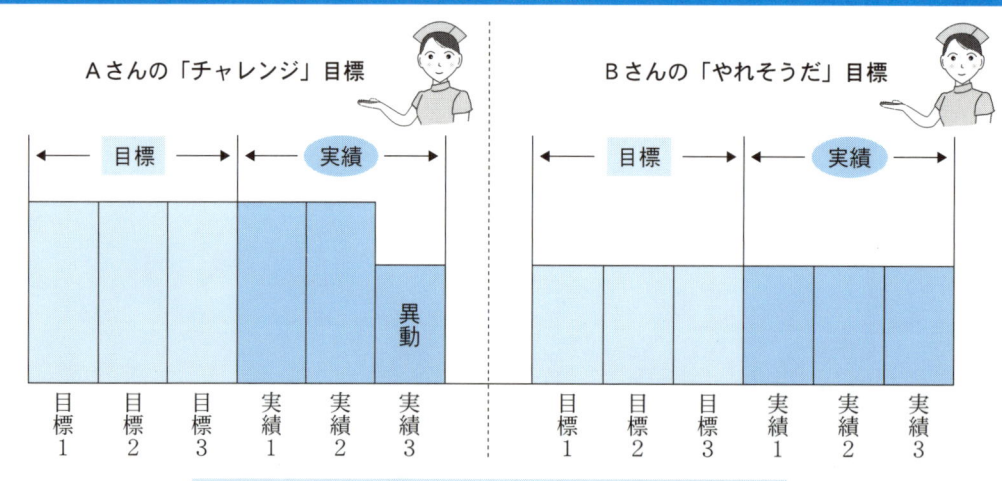

Aさんの「チャレンジ」目標　　　　Bさんの「やれそうだ」目標

← 目標 →　← 実績 →　　　　← 目標 →　← 実績 →

目標1　目標2　目標3　実績1　実績2　実績3（異動）　　目標1　目標2　目標3　実績1　実績2　実績3

同じ仕事ランクのAさんとBさんの目標設定と成果

(1) 目標管理が個人にもたらすもの

好循環の目標サイクルを回すことで、スタッフ一人ひとりのキャリアアップにつなげることができる（図33, 34）。

(2) 問題の明確化

まず、十字形チャートを使用してアセスメントを行い、現状における強みと弱み、機会と脅威を整理し、あるべき姿と現状のギャップを明確にする。

問題点が明確になったら、それをどのように修正・改善し強化していくのか、新たな取り組みに向けて検討を重ね、目標を設定することになる。

(3) 目標設定

目標設定は、①看護部の目標、②委員会目標、③セクション目標、④個人目標の順に行うが、それぞれの目標は看護部の目標とリンクしたものでなくてはならない。**表57**のように、聖マリ子さんの個人目標は病棟目標の1と3を個人目標にリンクさせてアクションプランを立てている。また設定の際は、定着したルーチン業務は除く。

目標を設定したら、ゴールの設定、アクションプランの設定、具体的な年間スケジュールの立案を行う。目標やスケジュールは、いつからいつまで（期間）、誰が、どのように、どこまで行うのかを具体的に示すことが大切である。

個人目標には、「コンピテンシー目標」「業務目標」「能力開発目標」「情意目標」がある。

(4) スタッフ個人に合った目標の設定

経験年数が同じでも、個人の能力や性格などにより目標設定と成果は違ったものになる（図35）。

表58　育成面接のポイント

1. チャレンジ目標を設定しよう
   ・背伸び（チャレンジ）をすることで能力は伸びる
2. スリルとサスペンスの目標で人材を育てる
   ・未経験職務にチャレンジし，成功体験を積ませる
3. "これだけは"の絶対的目標を設定しよう
   ・「できるだけ主義」ではなく「これだけはネバナラナイ」の達成基準を明確にする
4. コンピテンシー（行動特性）で人材育成を
   ・能力はあっても実力がない，実力があっても成果が出ない
   　→情意などの改善目標を設定する

図36　トレーニングからコーチングへ

トレーニング：決まったことから（オリエンテーション）
　　　　　　　上から下へ，専門家から素人へ
コーチング　：個々に適した方法を用いる
　　　　　　　（相手の目標に向けた最善の方法や優先順位
　　　　　　　　新しい視点を自力で気付かせていく）

⬇

・「学習する組織」を生み出す
・Win/Winの関係を目指す（お互いに良かった，お互いが得する）

図37　何のためのコーチング？

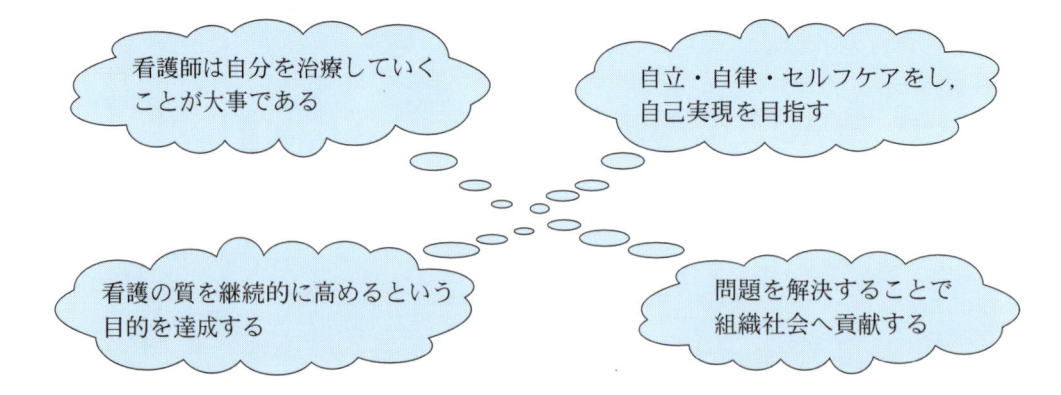

- 看護師は自分を治療していくことが大事である
- 自立・自律・セルフケアをし，自己実現を目指す
- 看護の質を継続的に高めるという目的を達成する
- 問題を解決することで組織社会へ貢献する

2）育成面接のポイント（表58）

　ちょっと背伸びをして，チャレンジ目標を設定しよう。「チャレンジ」には，拡大・革新・創造の3つがある。
拡大：目に見える問題解決へのチャレンジ（現状をもっと良くしよう）
革新：問題意識を持ち，問題を探して改善を行う
創造：無から有をつくり出すためのチャレンジ

　　拡大 ⟶ 革新 ⟶ 創造と深まり，高まり，広がり

　「できるだけ頑張ってみます」の「できるだけ主義」では目標達成度は低いものになる。強い意志を持ってチャレンジすることが大切である。

3）トレーニングとコーチング

　トレーニングやコーチングを行う目的は，以下のような点にある。
① 「質の高い看護を継続的に提供する」という目的を達成する。
② 一人ひとりのキャリアアップを目指す。
③ 創る問題の解決を図る。

　自分自身の目標に向かって，させられて行動するのではなく，自ら進んで行動できるようなサポートをする。見守りながら，できないところをセルフケアできるように援助することがトレーニングを行う上でのポイントである（図36）。

　その人が必要とする答えはすべてその本人が持っている。しかし，その答えを見つけるためにはパートナーが必要である。答えは相手にあり，それを引き出すことがコーチングだといえる（図37）。

【目標面接事例】

聖マリ子さんは経験年数3年目の看護師である。新卒で救命救急センターに希望配属となり，2年間は無我夢中で業務をこなしてきた。今までは先輩に教わるばかりであったが，3年目に入り，今度はプリセプターとして，後輩の指導にもかかわらなければならない立場にある。後輩の指導を考えた時，果たして自分が行っている業務のエビデンスを説明できるか，不安になってきた。

〈聖マリ子さんの個人目標シート〉

①目標：インフォームドコンセントを徹底するために知識・技術を身につける。
　〔ゴール〕学習会に参加する。
　〔アクションプラン〕院内の学習会および病棟での学習会への参加
②目標：エビデンスに基づいたケアを実践する。
　〔ゴール〕学会に参加する。
　〔アクションプラン〕院外の学会への参加

〈面接シート〉

師長は，独り言メモに次のように記した。
・遅刻，病気欠勤なし
・言葉遣いは丁寧
・頑張りやさん
・業務開始30分前に情報収集をしている。
・患者移動時ドレーンを上げてしまい，先輩に怒られ悔しくて泣いている。
・くも膜下出血のクリニカルパス作成プロジェクトに手を挙げ参加。
・よく勉強しているが自信が持てていない。

〈目標設定面接〉

①の目標表現は評価しにくいため，「インフォームドコンセントを徹底するための知識・技術を，1つでも多く獲得する」とした。ゴールは，「事例をまとめ，病棟で発表する」とした。アクションプランは「学習会への参加」となっていた。

師長は，マリ子さんにもっと自信を持ってもらうために，成功体験を積ませられないかと考えた。そこで，院内の教育プログラム（**表35**参照）のキャリアデベロップメントの中から「院内交換研修」を選択し勧めた。理由は，このコースの以下のような特徴からである。

1．目的
1）視野を広げ自己の可能性を拡げる。
2）自分自身の問題解決につなげる。

2．研修方法
1）個人の責任で応募する。
2）研修目的，研修期間，時間，研修内容，研修場所については所属長に相談する（主体は研修生）。
・研修生は，研修の目的が達成できる場所と期間を選択する。
3）研修生は「院内交換研修シート」に必要事項を記入し，研修先の師長と交渉する。
4）研修先の師長と面接を行い，研修の目的，期間についてコメントと印をもらう。
5）研修先の師長との面接内容を所属長に報告して印をもらう。
この時点で研修が決定する。

　この研修はまさに「コーチングスタイル」の研修であったため，師長はマリ子さんのアクションプランとして適切ではないかと考えたのである。
　マリ子さんは，研修先に手術室を選択した。救命救急センターでは常に緊急手術が行われるため，患者・家族の動揺が激しい。そのため，手術の流れや内容を自分の目で確認し，手術室の雰囲気を自分で体験し，患者・家族に安心が得られるような説明ができるようにと考え，手術室を選択したのである。
　マリ子さんの場合，ここまでだと「やれそうだ目標」にとどまると判断した師長は，研修後プライマリペーシェントの事例をまとめ，どこかで発表するというチャレンジ目標を勧め，マリ子さんからも「チャレンジしてみます」という言葉が出て，マリ子さんの個人目標が設定できた。

　個人の目標管理をスタートして間もないため，お互いが試行錯誤しながらの個人目標管理ではあるものの，スタッフ一人ひとりのニーズに合った育成を目指すための手段としては，有効に活用できていると考えている。
　以下に紹介するのは，救命救急センター所属の重症集中ケアの認定看護師で，現在専門看護師を目指し大学院に通いながら，週2～3日臨床現場で業務を行ったり，実際にスタッフの面接を行っている主任から，看護部長にあてたメールの一部である。

個人目標管理は，とっても良いことだとスタッフからも意見が出ています。個人で年間の目標を考えることは初めての人も多く，またアクションプランを実際に自分だけで考えて書くという作業は，慣れない作業のためか大変でしたが，それぞれに見合った目標を考えることができたのではないかと思います。

　ラダー面接という年1回の面接では，目標を忘れてしまっていたり，昨年と面接者が違っていたりして，評価にもばらつきがあったのかもしれません。個人で立てた目標にラダーを組み合わせ，同じ人が育成度を見ることができるのは，面接者にとっても面接する方にとっても，お互いによくわかり，十分に理解し合える面接ができるような気がして，次のラダー面接が楽しみです。

　救命救急センターも組織の改革を行い，上記のような個人目標や育成面接，そして師長の温かいサポートにより，チーム間での協力態勢やスタッフの成長がみられるようになってきたと感じています。私も頑張って成長していかなくては……という思いです。

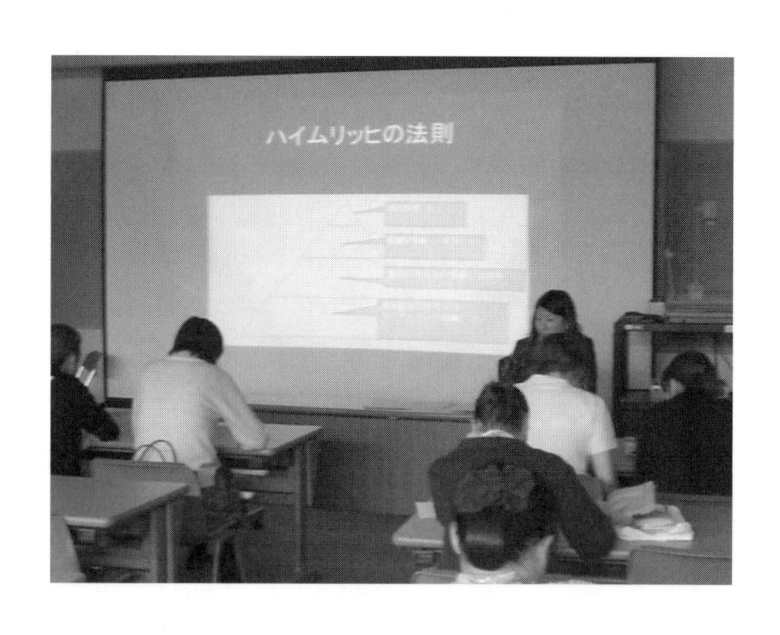

4 主任の目標管理の実際

聖ユリ子主任は，プライマリチームのAチームのリーダーであり，また，病棟係，災害対策係，褥瘡防止係の担当主任でもある。

2003年度の個人目標（表59）を作成するにあたり，聖ユリ子主任は以下の点を目標に計画を立案することにした。

① プライマリチームAの看護実践能力を強化するために，記録をチェックし，カンファレンスを強化する。また，事例検討を行う一方，メンバーの目標面接，目標中間評価，クリニカルラダー，育成面接を行い，メンバーの看護実践能力が高まるよう支援する。

② 係の支援としては，学習会の企画のサポートや，自分が講師となったり研修会や学習会参加を推進するなど，係が主体的に目標管理ができるよう支援する。

5 エキスパートナースの目標管理の実際

重症集中ケア認定看護師の役割は，急性かつ重症な状態にある患者に対し，科学的根拠に基づいた看護ケアを自ら提供すると共に，院内全体の看護の質の向上に向けて指導・相談を行うことである。

現在，重症集中ケア認定看護師4名で，当院の看護部理念であるコア・ケア・キュアについて，各種学習会やコンサルテーションを実施している。ケアに関しては，エビデンスに基づいた効果的な看護ケアが実施できるよう，知識だけでなく実践を取り入れた学習会の企画・運営を行っている。また，キュアに関しては，的確な患者観察が行えるよう，基本的知識にとどまらず，病態生理や最新の医学情報を取り入れた学習会を行っている。そしてさらにコアを統合し，看護の視点として全人的な観察が行えるよう，看護師としてキュアとケアの関連性にも注意し指導している。

表60に，重症集中ケア認定看護師の個人目標シートの一例を示した。

表59　個人目標シート（2003年度）

〈看護部目標〉　＊質と効率の両立
1．看護サービスの充実を図り，患者満足度を高める
2．包括評価導入に向けて効率的な看護を提供する
3．特定機能病院に求められる臨床実践能力を開発する
4．安全管理体制の充実を図り，事故の未然防止活動を推進する
5．北部病院開設に向けてのシステムづくりを推進する

セクション：救命救急センター　　　　　　　氏名：聖ユリ子

セクション目標	個人目標	アクションプラン		4月	5月	6月	7月	8月
3．エビデンスに基づき，患者の状態に適した看護ケアを実践する	担当チームメンバーの看護実践能力が高まるよう支援する	①年3回，面接を行う　②カーデックス，サマリーなどからアセスメント能力を査定し指導する	計画	記録チェック	目標面接			
			実施		目標面接　記録チェック，フィードバック	ベッドサイド指導		
4．①看護手順を順守し事故防止を図る　②リンクナースを中心に感染防止対策を周知徹底する　③全患者にアセスメントスケールを用い，看護展開を行う　④災害拠点病院の救命救急センター看護師としての認識を高め，災害に備える　5．①業務内容と体制を見直し，改善する　②自己の課題を達成するよう，個人目標アクションプランを明確にし管理する	担当係が目標を達成できるよう支援する	①褥瘡予防対策の計画・実施を査定しフォローする	計画		アンケートの準備	アンケート集計の指導	パトロールの支援	学習会準備
			実施	年間計画の支援	係メンバーのサポート	アンケート集計の指導	現状調査パトロール支援	学習会内容の企画・支援
		②災害対策係の計画が予定どおり実施できるよう支援する	計画	ワーキンググループ	訓練　学習会3回		学習会3回	
			実施	年間計画の支援	ベーシック①学習会実施3回		緊急連絡網実施支援	災害訓練結果の評価
	スタッフの支援が適切に行えるよう自己を高める	院内外の学会や研修会に参加する	計画					褥瘡学会参加　救急看護学会参加
			実施		接遇研修	機能評価講義	マネジメント研修	災害看護学会　集中治療学会
			計画					
			実施					

第2章　成果を得るための方法

〈セクション目標〉
1. 患者参画のケアを充実させるために，インフォームドコンセントを徹底する
2. ①救命救急センターの看護手順を見直し，改善する
   ②昨年作成のパスを運用・評価する
3. エビデンスに基づき，患者の状態に適した看護ケアを実践する
4. ①看護手順を順守し事故防止を図る
   ②リンクナースを中心に感染防止対策を周知徹底する
   ③全患者にアセスメントスケールを用い，看護展開を行う
   ④災害拠点病院の救命救急センター看護師としての認識を高め，災害に備える
5. ①業務内容と体制を見直し，改善する
   ②自己の課題を達成するよう，個人目標アクションプランを明確にし管理する

> スリルとサスペンスのチャレンジ目標はいかが！

職種：主任　　　経験年数：12年目　　　クリニカルラダーレベル：Ⅳ

中間評価	9月	10月	11月	12月	1月	2月	3月	ゴール	評価
自己	面接ラダー	院内記録監査をフィードバック				育成面接		現在のラダーよりAが2つ以上増える	自己
他者	面接ラダー								他者
自己	学習会の支援			学習会の支援				係の目標がB評価以上となる	自己
他者	K式スケール評価支援								他者
自己		学習会アドバンス①	訓練			学習会アドバンス②			自己
他者	緊急連絡網の形式変更支援								他者
自己	災害学習会参加		救急看護学会参加			院内看護研究	集中学会発表	研修会や学会に年5回以上参加する 学会発表を1回行う	自己
他者	災害研修出席	成人Ⅰ参加	救急看護学会参加						他者
自己									自己
他者									他者

S：チャレンジした企画が成功　A：期待以上の結果　B：期待どおりの結果　C：期待以下の結果

表60　個人目標シート（2003年度）

〈看護部目標〉　＊質と効率の両立
1．看護サービスの充実を図り，患者満足度を高める
2．包括評価導入に向けて効率的な看護を提供する
3．特定機能病院に求められる臨床実践能力を開発する
4．安全管理体制の充実を図り，事故の未然防止活動を推進する
5．北部病院開設に向けてのシステムづくりを推進する

セクション：救命救急センター　　　　　　　氏名：認定花子

セクション目標	認定目標	アクションプラン		4月	5月	6月	7月	8月
1．患者参画のケアを充実させるために，インフォームドコンセントを徹底する	実践	①コンサルテーション ②病棟ラウンド	計画					
			実施		肺理学療法 カフ圧計		フィジカルアセスメント	褥瘡
2． ①救命救急センターの看護手順を見直し，改善する ②昨年作成のパスを運用・評価する 3．エビデンスに基づき，患者の状態に適した看護ケアを実践する	指導	①呼吸	計画		チェストドレーン（医師）5/13	VAP① 6/14	口腔ケア	
			実施		チェストドレーン		呼吸器学習会	
		②循環	計画		基礎心電図		不整脈 心電図	ペースメーカー（業者）
			実施		心電図①	心電図② 心電図③	解剖・生理 スワン・ガンツカテーテル IABP	
		③代謝	計画			糖尿病①		糖尿病②
			実施					糖尿病①
		④MENコース	計画					
			実施			MEN講師	計8回	

第2章 成果を得るための方法

〈重症集中ケア認定看護師の役割〉
〈重症集中ケア〉
1. 呼吸・循環・代謝において，急性かつ重篤な状態にある患者に対し科学的根拠に基づいた看護を基本とした看護ケアを提供する。
2. 急性かつ重篤な患者に対する看護ケアにおいて，スタッフが適切かつ効果的な看護実践が提供できるよう，現段階において最新の情報を取り入れた看護ケアの方法を指導する。
3. 院内各セクションにおいて，急性かつ重篤な状況にある患者に限らず，対応に迷う看護実践に対し，適切かつ効果的な看護実践が行えるよう，スタッフと共に援助を行い，問題を共に解決する。

スリルとサスペンスのチャレンジ目標はいかが！

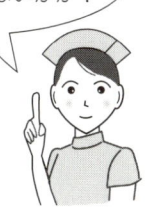

職種：看護師　　　経験年数：12年目　　　クリニカルラダーレベル：Ⅳ

中間評価	9月	10月	11月	12月	1月	2月	3月	ゴール	評価
自己	クリティカル体験ツアー			クリティカル体験ツアー				ラウンド，コンサルテーションが年間20件以上となる	自己
他者		定期ラウンド①②							他者
自己		肺理学療法①	肺理学療法②	VAP②		酸塩基平衡①	酸塩基平衡②	重症患者のケアについての学習会を年20回以上行い，ケアの質の向上を図る	自己
他者	口腔ケア	口腔ケア実技 VAP①							他者
自己	ACLS（2次心救命処置）医師	CPCR（心肺脳蘇生）		CHDF（持続透析）	AMI-AP（急性心筋梗塞）				自己
他者									他者
自己	経管栄養			ストレス緩和（音楽療法，アロマテラピー）					自己
他者	糖尿病②								他者
自己								MENの講師サポートを行い，修了者が6名以上となる	自己
他者									他者

S：チャレンジした企画が成功　A：期待以上の結果　B：期待どおりの結果　C：期待以下の結果

6 スタッフナースの目標管理の実際

　聖アンナさんは5年目の看護師で，病棟では褥瘡予防の係のリーダーとスキンケアリンクナースとしての活動を行わなくてはならない立場にある。しかし聖アンナさんは，本当に自分がリーダーとしてメンバーを引っ張っていけるのかと不安に思っていた。そのため，院内研修のエキスパートⅠ（リーダーコース）にぜひ参加したいと希望した。

　研修で「リーダーシップとは」「メンバーシップとは」などを学習した聖アンナさんは，早速現在の問題点を分析して目標管理シート（**表61**）および2003年度の個人目標シートを作成した（**表62**）。現在では，病棟の係のリーダーとして，またスキンケアリンクナースとして，病棟の目標の一つである「褥瘡防止対策を強化する」ための目標管理を積極的に行っている。

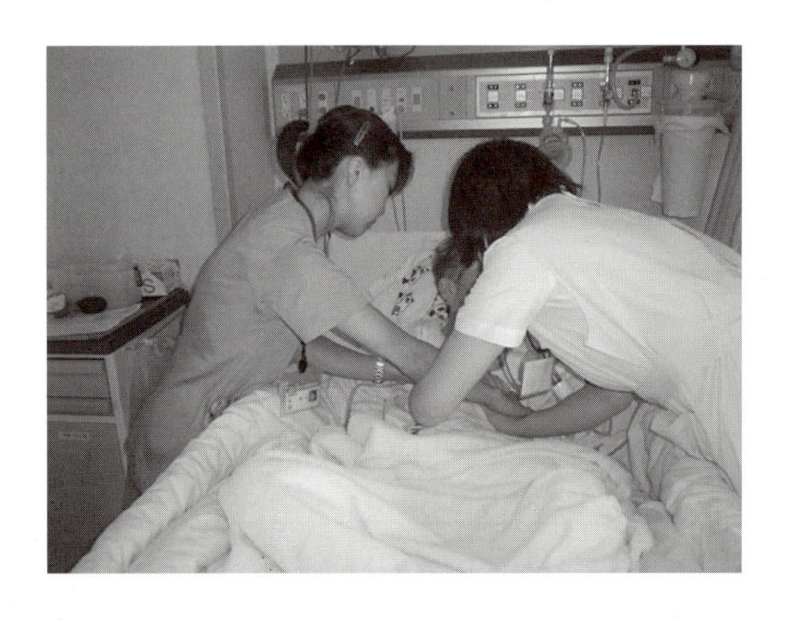

表61 目標管理シート

目標	係のリーダーとしてメンバーを支援することで，円滑に係の仕事が進められる。 ・アクションプラン：係のメンバーがメンバーシップを取れるように支援する。 ・ゴール：係の目標がB以上の結果となる。
問題点	・参加率も悪く，係内での協力が得られていない状況である。 ⬇ ・係のメンバーにどのように働きかけたら協力が得られるのかを考える。
8月	・係の集まり：1週間前に係の集まりについて，場所，時間，内容など細かく書いたものを各自に渡し，話し合いの内容を明確にすることで，前もって意見を準備できるようにする。また，集まりの日程を決めておくことで，話し合いへ参加できるようにする。 ・学習会準備：各自に役割を与えることで，それぞれが学習会にかかわれるようにする。
9月	・係の集まり ・学習会 ・体位変換方法のパトロール：日程を決めてもらい，チェックリストに沿ってチェックしてもらう。各自，写真撮影をして，結果を報告することで病棟スタッフへアピールする。 ・褥瘡予防実技指導の準備
10月	・係の集まり ・体位変換パトロール ・褥瘡予防実技指導：係の集まりで意見を出し合い，指導する内容と方法を考える。 ・2年目以上が主に指導者となり，病棟スタッフ全員に実技指導を行う。
11・12月	・係の集まり ・体位変換パトロール ・デザインスケール採点の仕方を指導 ・学習会　PART 2 ・褥瘡予防実技指導（継続）
1・2月	・係の集まり ・体位変換パトロール ・年度末の褥瘡に関するアンケート／集計：年度初めに行ったアンケートと同じものを使用 ・集計は手分けして行い，結果をグラフに表して表示する。

表62 個人目標シート（2003年度）

〈看護部目標〉 ＊質と効率の両立
1．看護サービスの充実を図り，患者満足度を高める
2．包括評価導入に向けて効率的な看護を提供する
3．特定機能病院に求められる臨床実践能力を開発する
4．安全管理体制の充実を図り，事故の未然防止活動を推進する
5．北部病院開設に向けてのシステムづくりを推進する

セクション：救命救急センター　　　　　　　**氏名**：聖アンナ

セクション目標	個人目標	アクションプラン		4月	5月	6月	7月	8月
3．エビデンスに基づき，患者の状態に適した看護ケアを実践する	エビデンスに基づいたケアが実践できるように，学習会，学会に参加する	①年2回，学会へ参加する ②年4回，院内外の研修へ参加する	計画				disneyの法則	褥瘡学会参加
			実施					
5．①業務内容と体制を見直し，改善する ②自己の課題を達成するよう，個人目標アクションプランを明確にし管理する	係のリーダーとしてメンバーを支援し，円滑に係の業務が遂行できる	係のメンバーがメンバーシップを発揮できるように支援する	計画		アンケート	アンケート集計	パトロール	学習会の準備
			実施					

〈セクション目標〉

1. 患者参画のケアを充実させるために，インフォームドコンセントを徹底する
2. ①救命救急センターの看護手順を見直し，改善する
   ②昨年作成のパスを運用・評価する
3. エビデンスに基づき，患者の状態に適した看護ケアを実践する
4. ①看護手順を順守し事故防止を図る
   ②リンクナースを中心に感染防止対策を周知徹底する
   ③全患者にアセスメントスケールを用い，看護展開を行う
   ④災害拠点病院の救命救急センター看護師としての認識を高め，災害に備える
5. ①業務内容と体制を見直し，改善する
   ②自己の課題を達成するよう，個人目標アクションプランを明確にし管理する

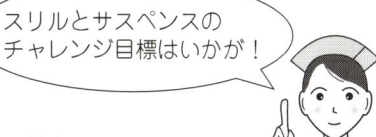

> スリルとサスペンスのチャレンジ目標はいかが！

職種：看護師　　　　　経験年数：5年目　　　　　クリニカルラダーレベル：Ⅱ

中間評価	9月	10月	11月	12月	1月	2月	3月	ゴール	評価
自己		褥瘡と栄養管理	救急看護学会			院内看護研究参加	集中治療学会参加	年2回以上学会へ参加する	自己
他者									他者
自己	・学習会 ・パトロール	・パトロール ・指導	・パトロール ・指導	・学習会 ・パトロール	・パトロール ・アンケート	・アンケート集計 ・指導		係の目標がB以上となる	自己
他者									他者

S：チャレンジした企画が成功　A：期待以上の結果　B：期待どおりの結果　C：期待以下の結果

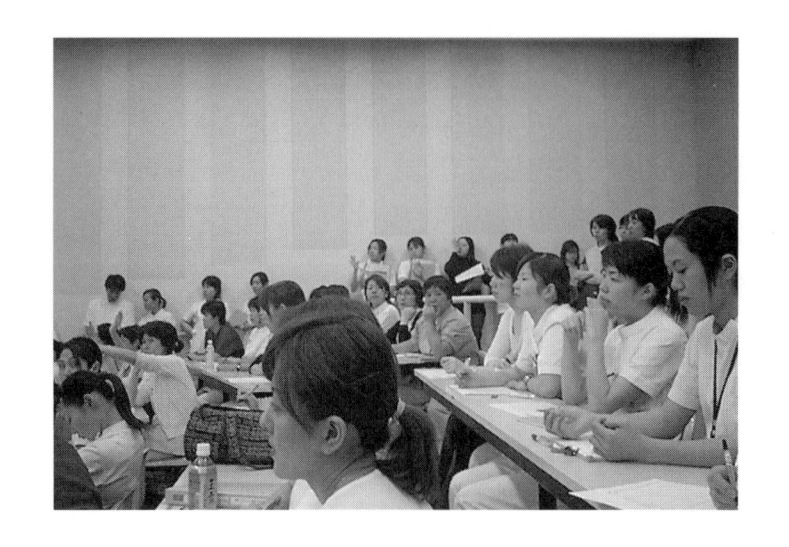

引用・参考文献
1) 田尾雅夫：ヒューマン・サービスの組織―医療，保健・福祉における経営管理，P.7，法律文化社，1995.
2) 斉藤嘉則：問題発見プロフェッショナル，P.16，ダイヤモンド社，2001.
3) 松下博宣：続・看護経営学，P.15，日本看護協会出版会，1997.
4) 野中郁次郎：組織的知識創造の新展開，ダイヤモンド・ハーバード・ビジネス，24（5），P.42～43，1999.
5) 青井倫：通勤大学MBA，ヒュウマンリソース，2002.
6) 松下博宣：看護経営学，日本看護協会出版会，1997.
7) 斎藤清一，楠田丘：看護職の人材育成と人事考課のすすめ方，経営書院，2001.
8) 陣田泰子：明日に備える組織を目指して，看護管理，10号，2002.
9) H. R. インスティテュート著，野口吉昭編：課題解決の技術，PHP研究所，2002.
10) 植村研一：医療人の情意教育の現在と将来，じほう，1991.
11) ヘイコンサルティンググループ：正しいコンピテンシーの使い方，PHP研究所，2001.
12) アンダーセン：コンピテンシーマネージメント，東洋経済新報社，2002.

第3章

目標管理の徹底と実行によって得られた成果（結果）

1 部署の変化
―目標管理による E師長の病棟改革事例―

目標管理導入前の状況

E師長は，2001年4月，配置換えによりB病棟に就任した。外科病棟師長，看護部教育担当を経て，師長経験9年目である。主任も同時期の異動により配属になっている。

B病棟の特徴は，経験年数が同じくらいの看護師や退職者が多いことで，看護チームとしては不安定である。スタッフは，「忙しい病棟」という思いが強く，その忙しさをわかってもらえていないと感じていた。看護必要度測定の総点数では病院全体で2番目に低く，看護部からは，落ち着いている病棟の一つであると見られており，師長，主任も同様の認識であった。また，業務手順の文章化したものがなく，院内（看護部）の取り決めなどのファイルもない。オーダリングシステムの中の看護システムも活用していない状況で，また，物品の不足が目立ち，ケア途中の臨時請求が多い。

これらを目の当たりにした師長は，業務改善を目標に挙げ，目標管理することにした。

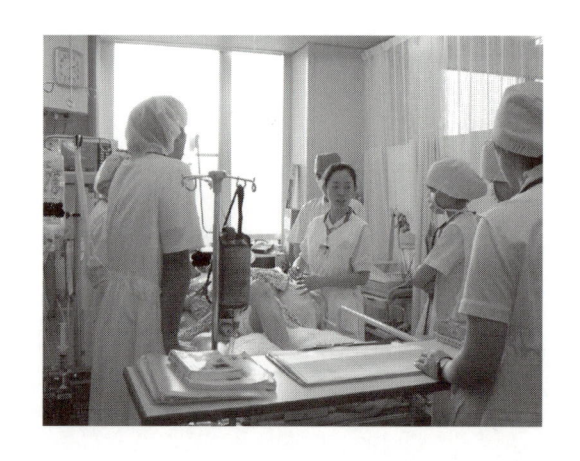

1 就任1年目の取り組み

〈2001年の目標〉
① 超過勤務の削減
② 業務手順の成文化
③ 院内取り決めファイルの整備
④ 物品定数の整備

　業務改善を推し進めるにあたって師長は、7割のスタッフの賛成があれば実行する方針を説明し、了解を得てマネジメントを開始した。

1）業務内容の調査結果

　①の目標に取り組むにあたり、業務内容を調査したところ、各シフトの超過勤務時間は日勤業務が一番高く、残務内容は、記録、医師のオーダー受け、内服処方の分包および服薬指導、術前オリエンテーションなどであった。また、日勤者の休憩が取れない、翌日の患者受け持ち割り振りなどの問題もあった。

2）分析

　業務に時間がかかる理由として、以下のことが明らかになった。
① 役割分担が明確でない。
② 業務も聞く人によって答えが異なり、統一性がない。
③ チーム内、チーム間の協力体制がない。
④ 翌日の患者受け持ち割り振りは、受け持ち人数の公平さに力点が置かれている。
⑤ 日勤と夜勤の看護体制が違い、申し送りに時間を要している（45分ぐらい）。

3）業務改善

① 看護方式の変更→日勤、夜勤ともに2チームの固定チームナーシングとする。
② 業務内容の見直し→係を決めて実施すると共に、業務分担の明確化を図る。
③ リーダー会、病棟会を活用して検討することとする。

4）成果

① 業務調整のカンファレンスを行い、協力してケアを実施する習慣ができた。
② 内服処方の分包は、昼の時間30分を使い全員で実施する。

③ 日勤者の休憩は，全員取れるようになった。
④ スタッフから「働きやすくなった」という意見が聞かれるようになった。
⑤ 超過勤務時間は，多少短縮したが大きな変化はなく，勤務者が多い日でも超過勤務時間は変わらず，師長は，病棟風土や記録などの知識・技術に原因があると分析した。

2 就任2年目の取り組み

〈2002年の目標〉
① 病棟の特殊性が学べる病棟づくりをする。
② 個々の役割を持つことによって力を発揮し，成果を実感できる。
③ 看護の質を高める。
④ 個人の目標管理（6ヵ月）を実施する。面接による師長の教育的かかわりを通して動機付けを強化する。

1) 面接結果
① 病棟運営の係はあるが，指示がないと活動できない。病棟運営のあり方がわからない。
② 目標がなく，退職を考えている看護師が多い。
③ 自分が行った看護の成果が見えていない。

2) 分析
① 師長の動機付け，チームワークの強化，スタッフ個々が見える成果を実感できるような指導が必要である。
② キャリアアップを病棟目標に取り込む必要性がある。
③ 化学療法のミキシングなど，医師との話し合いが必要である。

3) 師長の目標管理

目標管理	標的	重点方策
人事管理	スタッフ	・リーダー会を機能させる ・係の目標と達成度の確認と指導 ・主任の役割の明確化 ・主任と話し合い，目標や方針を共有化
面接技能の向上	師長	・コーチングスキルの学習と実践 （スタッフの思い，考えが表出できるかかわり）
コミュニケーション能力の向上	師長	
業務整理	スタッフ	・固定チームを機能させる
部門・職種間の調整・交渉力の向上	師長	・化学療法のミキシング業務など医師と話し合い，協力を求める
動機付け	主任 スタッフ	・面接により個人目標を通して指導 ・個人目標を大切にする ・見える成果を提示（伝える）

3 成果

① 業務連絡ノートの記載は，以前は師長のみだったがスタッフが記載することが増え，主体的な行動がみられるようになった。この記載は全員が確認するまで伝達を続ける。
② チーム会は，後半から主体的に議題が出され，開催できるようになった。
③ 病棟運営については核になる人ができた。
④ 超過勤務時間は，月平均250時間が170時間に削減できた。昨年より少ない人数でも実施できるようになった。
⑤ 病床稼働率90％，平均在院日数19日を目標に，日曜入院，土曜日手術を導入。医師・看護師の理解も得られ，1週間17名の入院が実現した。
⑥ 化学療法のミキシングを医師が実施することに対しては，かなりの抵抗があったが協力が得られた。

以上のように，E師長はB病棟への配置換えをきっかけに病棟の現状を分析，課題を整理し問題の明確化を図っている．
　方策に対する計画・実施では，意識した話し合いや役割分担を行いながら，スタッフの参画が得られるよう進めている．また，日頃の業務や面接を通して個々の能力を見極め，動機付けと共に，能力が発揮できるように支援した様子がうかがえる．加えて師長自らの管理能力に対しても強み弱みの傾向を認識し，師長が常に前面に出て行動するのではなく，主任やスタッフを起用するなど病棟内の人材活用がなされている．
　スタッフにとっては，変わることへの抵抗もあり，次から次へと行われる業務改善などへの取り組みに対して脅威を感じたようであった．しかし目標管理，マネジメント，コーチング，人材育成によって病棟が運営され，師長のリーダーシップと成果責任が実証された事例といえる．

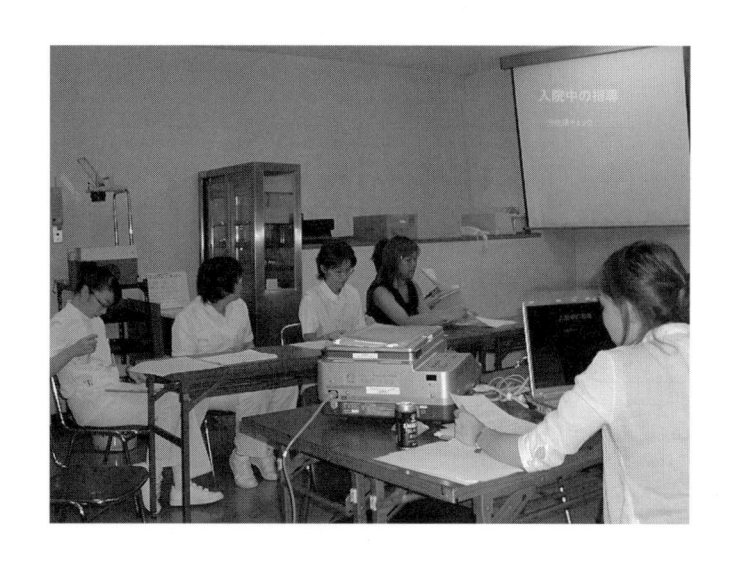

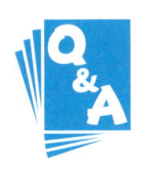

第3章 目標管理の徹底と実行によって得られた成果（結果）

Q：看護部の目標設定のスケジュールについて聞かせてください。

A：2004年度聖マリアンナ医科大学病院看護部スケジュール（**資料**）を参照してください。メンバーは以下のとおりです。

部長補佐会議：部長，副部長，教育担当師長，感染管理師長（計7名）

拡大部長補佐会議：部長補佐会議メンバー＋管理師長7名

資料　2004年度聖マリアンナ医科大学病院看護部スケジュール

		次年度構想	
部長補佐会議	10/21 10/28	各役割別（総務・業務・教育）次年度構想検討	
	11/11	全体次年度構想	
	11/18	SWOT分析→次年度看護部目標	
	11/27	看護部全体構想：①目標　②構造図　③委員会・プロジェクト	
拡大部長補佐会議	12/3 12/17	拡大部長補佐会議評価 次年度目標，委員会全体構想検討	
	3/20	年間事業評価提出	
	1/7	看護部目標の検討→師長会へ　1/19（木）	
	1/21	看護部目標，委員会・メンバー会議日程の検討 →師長・主任合同へ　1/23（木）	
		評価	評価提出
委員会・プロジェクト	12/17	委員会・プロジェクト評価検討	3/20
	2/27	委員会目標提出（アクションプラン・ゴール）	
各セクション	3/20	各セクション目標評価提出	
	4/24	各セクション目標提出	

2 委員会の変化

表1 目標管理の比較

	2001年以前	2002年以降（変更後）
1	教育担当のみ連動	看護部副部長業務分担と委員会活動をすべて連動
2	委員会年間計画表	目標管理シート（標準化）を使用
3	一部看護部目標に連動	看護部目標と完全連動 下位目標が各委員会目標
4	業務内容として設定	アクションプランの設定
5	漠然としていた	数値で示したり，証しが見えるゴール（アウトプット）の設定
6	各委員会一任	中間評価の実施（達成度を％で集計）
7	委員会業務内容ごとのスケジュール	具体的なタイムスケジュール
8	評価基準なし（各委員会一任）	評価基準の設定
9	各委員会一任	毎月進捗度の確認
10	年間反省	年間評価 （成果が生み出せたかを評価する）

図1 看護部会議の構造図（審議・決定を中心とした構造図）　意思決定の分散化

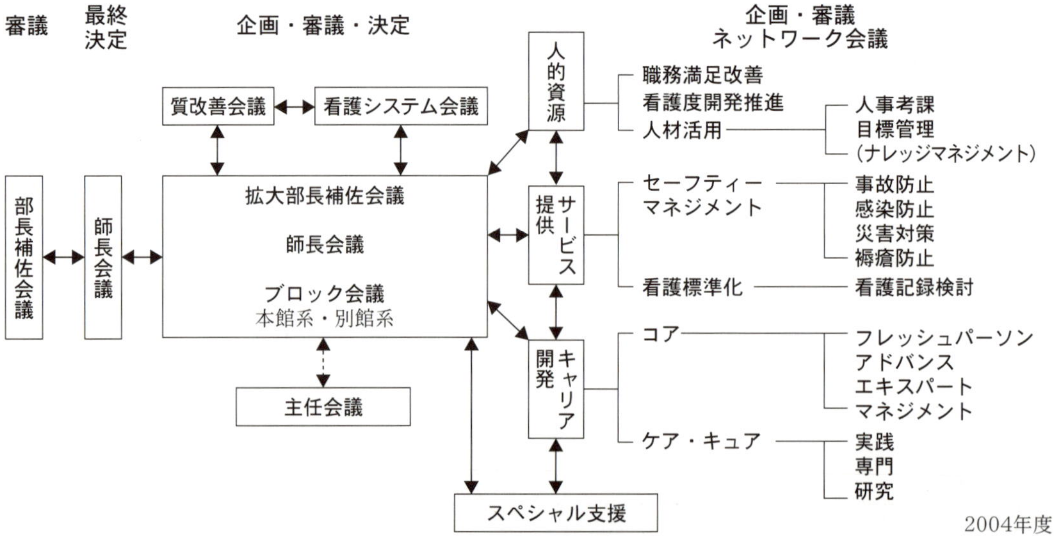

審議　最終決定　　企画・審議・決定　　　　　　　　　　　企画・審議
　　　　　　　　　　　　　　　　　　　　　　　　　　　ネットワーク会議

- 質改善会議 ↔ 看護システム会議
- 部長補佐会議 ↔ 師長会議 ↔ 拡大部長補佐会議／師長会議／ブロック会議 本館系・別館系
- 主任会議

人的資源
- 職務満足改善
- 看護度開発推進
- 人材活用 ─ 人事考課／目標管理／（ナレッジマネジメント）

提供サービス
- セーフティーマネジメント ─ 事故防止／感染防止／災害対策／褥瘡防止
- 看護標準化 ─ 看護記録検討

キャリア開発
- コア ─ フレッシュパーソン／アドバンス／エキスパート／マネジメント
- ケア・キュア ─ 実践／専門／研究

スペシャル支援

2004年度

1 目標管理導入前後の比較

　委員会の目標管理で大きく変わった点は，2002年度から副部長の分担業務と担当委員会とを直結し，共通の目標管理シート（目標アクションプランシート）を使用したこと，また委員会目標は看護部目標の下位目標とし，具体的アクションプランを設定したことである（表1）。これにより，看護部目標と委員会目標は密接に連動したのである。2001年以前の委員会業務活動内容は，一部看護部目標に関連したものがあったものの，すべてではなかった。関連付ければ連携できたと思われるが，そのような認識がないまま活動していた。

　特に大きな成果，効果をもたらしたのは，各アクションプランごとにゴール（アウトプット）を設定したことである。これは，委員会やプロジェクトメンバー全員が年度内に委員会活動として生み出すべき成果が一目瞭然であるため，目指していることがわかりやすい。また，アクションプランごとに以前より具体的なタイムスケジュールが立てられ，目標管理シートを見て活動を進めることができ，進捗度の確認が容易にできるなどの効果がある。これにより，委員会活動はより計画的かつ詳細になり，活動内容を誰もが理解できるようになった。

　また，教育面では，理念のコア・ケア・キュアに沿って系統立てた教育プログラムを企画したこと，ラダー別の教育プログラムにしたことなどが挙げられる（図1）。

2 成果

1）キャリア開発（教育）委員会の成果（表2）

　看護部理念に基づいた教育プログラムの構築はコア委員会とケア・キュア委員会に分類し，理念の意味するところをより明確にした。

　研修や学習会をポイント制にしたことも手伝って，経験年数に縛られずに自分の臨床実践能力に合わせ，自己の目標に沿った研修・学習会が可能になり，参加者が増加している。

　また，新人のリスクマネジメント教育の実施は，「各病棟で指差し声出し確認をきちんとしているのは，新人看護師が多い」と評価され，新しい教育体系による具体的な教育効果が出ている。

表2　2003年度キャリア開発ネット・目標アクションプランシート

〔評価基準〕S：チャレンジした企画が成功　A：期待以上の結果

看護部目標	下位目標	アクションプラン	委員会	コース名		4月	5月
1. 特定機能病院に求められる臨床実践能力を開発する	1）特定機能病院としての看護の特徴を明確にする	（1）キャリア申請システムを構築する	ネット		計画		
					実施		
		（2）学習会を地域に向けてオープンする			計画	宣伝 ────	
					実施		
	2）コア・ケア・キュア技術の向上を図る	（1）新人技術教育を実施する	コア委員会	フレッシュパーソン（3ヵ月研修，6ヵ月研修，技術研修，プリセプター研修，ケーススタディ）	計画	技術	
					実施		
		（2）マネジメントコースを強化する		マネジメント（管理・中途入職・補助者）	計画	新人助手	中途入職者 →
					実施		
		（3）マリアンナ認定コースを見直し，改善する	ケア・キュア委員会	マリアンナ認定コース（5コース）	計画		
					実施		
		（4）看護研究を推進する		キャリアデベロップメント ①院内交換研修 ②看護研究	計画	② ────	
					実施		
			コア委員会	アドバンス Ⅰ　事例研究 Ⅱ　看護論	計画		
					実施		
				エキスパート Ⅰ　リーダーコース Ⅱ　事例検討	計画		
					実施		
			ケア・キュア委員会	トピックス（教育講演，全体向け学習会）	計画		
					実施		

第3章　目標管理の徹底と実行によって得られた成果（結果）

B：期待どおりの結果　　C：期待以下の結果　　D：まったくアクションなし　　※ゴールは定量化し，証しが見える表現とする。

6月	7月	8月	中間評価	9月	10月	11月	12月	1月	2月	3月	ゴール
キャリアシートの活用状況（前年度）の聞き取り調査：連絡会その他	活用案の提示					ラダー評価時の活用：スタッフから聴取					・全員がキャリア申請できる ・コース参加者全員がB評価以上
→							→				・公開された学習会の30％に地域からの参加者がある
3ヵ月 技術 プリセプター →	技術				6ヵ月 →	新人ケーススタディ		プリセプター研修 →		看護実践入門編	・80％の新人が，手順に従い研修項目の技術が一人でできる
	管理① 問題解決 →			管理② コミュニケーション	中途入職者		補助者 管理③ プレゼンテーション →				・コース参加者が，全職員の30％になる
→		→						→			・修了後6ヵ月の実践後，実践レポートの提出が50％となる
① →		→		→		→	看護研究発表	→			①2002年度院内看護研究発表のコア・ケア・キュア分類を行う ②コア・ケア・キュア分類索引の使用手順を作成する
Ⅰ 事例研究 →				Ⅱ 看護論		→					①事例研究レポートは，2～3年目の研修参加者の80％が2月までに提出できる ②2002年度事例研究レポートから院外へ2例以上発表する
Ⅰ リーダーコース →				Ⅱ 事例検討				→			Ⅰ：目標設定シート100％の提出　最終評価平均B以上 Ⅱ：レポートがB評価以上
人工呼吸器学習会① →	トピックス① →				人工呼吸器学習会② →	トピックス②					①自己の課題・目標に合わせ参加が選択できる ②課題解決できる

表3 2003年度人的資源ネットワーク・目標アクションプランシート

★質と効率の両立　　〔評価基準〕S：チャレンジした企画が成功　A：期待以上の結果　B：期待どおりの結果

看護部目標	担当ネット委員会	下位目標〈委員会目標〉	アクションプラン		4月	5月	6月
1. 看護サービスの充実を図り，患者満足を高める	質改善会議スペシャルネット	1）第三者評価に向けて整備をする		計画			
				実施			
		2）患者参画のケアを実践する		計画			
				実施			
2. 包括評価に向けて効率的な看護ができるよう整備する	サービス提供ネット	1）看護手順・基準を見直し，改善する 2）クリニカルパスの運用を推進する 3）効果的なベッド運用を支援する		計画			
				実施			
				計画			
				実施			
3. 特定機能病院に求められる臨床実践能力を開発する	キャリア開発ネットスペシャルネット	1）特定機能病院としての看護の特徴を明確にする		計画			
				実施			
		2）コア・ケア・キュア技術の向上を図る		計画			
				実施			
4. 安全管理体制の充実を図り，事故の未然防止活動を推進する	サービス提供ネット	1）医療事故の実態と傾向から，事故を未然に防ぐ方策を明確にする 2）医療事故防止教育活動をシステム化する 3）感染防止対策を強化する 4）褥瘡予防対策を強化する 5）災害対策を強化する		計画			
				実施			
				計画			
				実施			
				計画			
				実施			
5. 北部病院開設に向けてのシステムづくりを推進する	人的資源ネットワーク／勤務体制委員会	1）勤務体制の改善を図り，職務満足度を高める	職務満足度調査結果から改善のターゲットを絞り改善する	計画	分析と結果		
				実施			
		3）看護必要度の見直しと適正配置を促進する	①看護度決定基準で付けられるよう定期的に支援する	計画		1回目 5/15	
				実施			
			②是正された看護度を適切な人員配置，リリーフ態勢に活用できるツールを作成する	計画	4～6月のデータの分析		
				実施			
	人材活用委員会	2）管理能力の活用システムをつくる	管理の暗黙知の獲得から形式知への活用の支援を行う	計画			1回目 6/5
				実施			
		4）人材育成のための目標管理を推進する	①目標面接の推進を支援する	計画		学習会 5/26	
				実施		スタッフに対して	
			②看護部の人事考課の導入を検討する	計画	人事考課運用基準の作成		
				実施			

第3章　目標管理の徹底と実行によって得られた成果（結果）

C：期待以下の結果　D：まったくアクションなし　※ゴールは定量化し，証しが見える表現とする。

7月	8月	中間評価	9月	10月	11月	12月	1月	2月	3月	ゴール
	ターゲットを絞る		改善案の検討			企画書作成				改善案の企画書を作成する
	2回目				3回目		4回目			病棟支援を4回実施する
			ツールの検討				ツール案の検討			ツール案を作成する
2回目 7/28			3回目		4回目 病院合同		5回目			発掘から発表・活用までのシステムをつくる
学習会 7/16							学習会 1/27			個人目標設定シートを使用し，B評価が50％以上になる
					学習会					人事考課基準を作成する
					3病院検討会					

表4　2003年度サービス提供ネットワーク・目標アクションプランシート

★質と効率の両立　　　〔評価基準〕S：チャレンジした企画が成功　A：期待以上の結果　B：期待どおりの結果

看護部目標	下位目標		アクションプラン		4月	5月	6月
1. 包括評価に向けて効率的な看護ができるよう整備する	1）看護手順・基準を見直し，改善する	看護標準化委員会	①看護手順を見直し，改善する	計画		看護手順見直し	
				実施			
			②情報開示，第三者病院機能評価を見据えた看護記録の諸問題を改善する	計画			
				実施			
	2）クリニカルパスの運用を推進する		①対象に合った教育を実施する（病院パスプロジェクトとの協働）	計画			←パス発表会→
				実施			
			②標準看護計画の作成を支援する	計画		検討・作成支援	
				実施			
	3）効果的なベッド運用を支援する	病床管理委員会	①MSCと協働し短期・中期・長期入退院を調整する	計画	短期・中期・長期入院患者の基準作成および現状調査 病棟支援 →		
				実施			
4. 安全管理体制の充実を図り，事故の未然防止活動を推進する	1）医療事故の実態と傾向から，事故を未然に防ぐ	セーフティーマネジメント委員会	①各セクションの事故防止活動を支援する	計画	リスクコントロールナースの定義・役割の明確化		リスクコントロールナース配置
				実施			
			②医療事故防止マニュアル順守の推進（与薬，注射，チューブ類抜去事故の防止）	計画			
				実施			
			③患者に事故防止の指導をする	計画	患者への案内掲示	患者教育実施支援	評価
				実施			
	2）医療事故防止教育活動をシステム化する		①対象に合った教育を実施する（キャリア開発ネットと協働）	計画	新入職者オリエンテーション	輸液ポンプ研修	
				実施			
	3）感染防止対策を強化する		①リンクナースの活動を支援する	計画	リンクナース会 ── 1回/月 SPチェック 新人教育（針刺し事故防止・手洗い）		
				実施			
			②感染防止技術（気道分泌物吸引技術）を改善する	計画	マニュアル作成		提示
				実施			
	4）褥瘡予防対策を強化する		①スキンケアナースシステムを構築する（褥瘡委員会と協働）	計画	定義と役割の明確化	褥瘡ケアマニュアル配布	スキンケアナース配置
				実施			
	5）災害対策を強化する		①トリアージができる看護師を育成する	計画			トリアージ学習会
				実施			

SP：スタンダードプリコーション

第3章 目標管理の徹底と実行によって得られた成果（結果）

C：期待以下の結果　D：まったくアクションなし　※ゴールは定量化し，証しが見える表現とする。

7月	8月	中間評価	9月	10月	11月	12月	1月	2月	3月	ゴール
	→					改訂版手順配布				看護手順改訂版配布
			←	ガイドラインの検討・作成					→	看護記録（オレム・看護診断・POS）のガイドラインを作成する
パス運用調査問題の明確化	→			運用促進の支援		パス発表会			→	2002年度に作成したパスを10症例以上運用する
未作成セクションの支援	→									各セクション1症例以上のパスを作成する
稼働率・平均在院日数・入退院の目標値設定	→		入退院調整			評価				稼働率85％を維持する　平均在院日数17日にする
活動支援　実態調査　リスクコントロールナース研修	インシデントカンファレンス支援→		中間評価					評価		要因分析手法を用いたインシデントカンファレンスをすべてのセクションで年3回以上実施する
病棟ラウンド（監査）	→					病棟ラウンド（監査）				注射・与薬の重大事故が0になる
	→									患者誤認の重大事故が0になる
				危険予知研修（2・3年対象）		補助者研修				重大事故が0になる
	リンクナース全体会			SPチェック			リンクナース全体会			各リンクナースがアクションプランを立案・実践し，評価B以上となる
各部署での実施	→				評価	再徹底				気道分泌物の吸引がマニュアルに基づいて実施できる(60％以上の看護師が実施できる)
前期講演会　スキンケアナース会　活動支援	→			スキンケアナース会		後期講演会		スキンケアナース会		褥瘡予防，ケアについてフローチャートに沿って指導できる(60％以上の看護師が理解している)
トリアージ実施訓練				院内全体防災訓練	机上訓練					院内にトリアージのできる看護師が30名できる

2）人的資源ネット（総務）委員会関係の活動成果（表3）

2002年度は，計画どおりに進んでいるかの確認と，ゴールを目指して成果を出すことに意識を集中していた。2003度は，特に計画の段階や企画内容の検討時点で，どうすれば目的やその効果が各セクションや個人に正しく理解でき，浸透するかについて，委員会メンバー個々が力点を置くようになった。

その方法として，これまで師長会を通してセクションのスタッフへの説明を行っていたが，師長に頼るのではなく，個人の目標管理説明会を開催した。その結果，300名近くが参加し，今までにない参加人数であった。

看護助手の人事考課説明会は，委員会メンバーが分担して日程を10日間ぐらいに分散したことによって，看護助手全員の参加が得られた。

また，管理実践情報交換会（ナレッジマネジメント）は，開催ごとに冒頭でナレッジマネジメントのミニレクチャーを入れ，「学習する組織」にはナレッジマネジメントがいかに必要であるかを説明している。このレクチャーにより，各セクションや委員会が日頃行っていることや，さらに意識してナレッジマネジメントを取り入れるようになれば組織，看護単位は活性化し，価値の高い看護サービスの提供につながると考える。

3）サービス提供ネット委員会の成果（表4）

他委員会と同様に，毎月あるいは委員会ごとの活動として何をすればよいか明確になった。また，具体的なスケジュールを立てているので，活動してきた内容の振り返りがしやすい。さらに，ゴールを明示しているので，ゴールに向かって何をすればよいのか，何が不足か，軌道修正にも役立っている。

このように，委員会活動も「成果を生み出す」という意識が強められ，それぞれの委員会で計画した企画がどのような成果を生むことができるか，どのような成果が生み出せたのか，年度の計画時，実施中，実施後と，進捗度の確認やプロセスに沿った成果・評価の視点が委員各自，身についてきている。

3 個人の変化と組織全体の成長

1 まずはスタッフ一人ひとりが輝く

　看護部3年計画（表5）の核となるものは"学習する組織"であった。それは，自己の能力を拡大できる自己革新組織である。

　1年目は，まず看護部組織を「師長および主任，スタッフを支援する支援部隊」として，資源にすることであった。看護部長，副部長の役割は，師長やスタッフの評価ができることはもちろん，重要なのは，その評価を本人のステップアップにつなげるために，自分は何を支援できるかである。評価して終わることは誰にでもできる。

　「看護部の部長・副部長が師長のために，主任やスタッフのために，いかに役立つか」このメッセージが師長に伝わると，静かだった看護部が急ににぎやかになった。「大奥」などと呼ばれ，大きな声で話すことが少なかった看護部が，皆が三々五々集まり，あちこちで話が始まり「騒がしい看護部」に変わった。作戦成功である。ある時は師長が副部長にスタッフ不足の交渉に訪れ，またある時は，病棟事情を話しているうちに涙ぐんでしまった師長に，そっとお茶を出す。そこは知の交流と情の行き交う，どこよりも深いさまざまなナレッジの交換場所となった。今，「夜の8時は看護部の銀座通り」と言われている。

　看護部長補佐会議は，看護部のいわばトップ会議である。それまで週3回開かれていた会議は2回に変更し，効率良く進めるために，各自議題と会議の内容を記入し，事前に書記に提出しておく。会議では，加わった部分のみを追記し，会議終了後速やかに記録が配布される。

　部長の忠実なサーバントから，部長に異なる意見を表明する「学習する輪」すなわち，互いに磨き合う輪が創造された。看護部長が出す「拡散思考」に対し，一人の副部長が，そのアイデアの妥当性，なぜそれをする必要があるのかなど，「システム思考家」としての意見を出す。しばらく意見を戦わせた後，「収束思考家」が焦点を絞って話を核心に向かわせる。さらに「調整家」としてのもう一人の副部長が，実施の際の現実的な調整案を出して議論は終結する。

表5 看護部3年計画

		2001年			
ハード	看護部				
	1．目的の明確化	理念の創造（モデル化）			人材確保→人的資源開発
	2．目的達成に向けての組織化		師長会 管理師長会 ブロック 委員会再構築	見直し	自律神経系 うまく生きる
	3．各部署の看護の明確化		ステップ１		
ソフト	管理技法 ①方法の選択と意思決定 ②目標管理 ③TQM標準化 ④人材育成 ⑤問題解決技法	学習プロセスの設計：行動による学習（ラーニング・バイ・ドゥーイング） 少数の選択肢 個人所有 トレーニング			
	組織風土	知識変換プロセス促進の風土 暗黙知 インフォーマル 個人			
	評価指標 1．師長の変化	①稼働への取り組み	拡大会議によるプロジェクトチーム結成→推進		
		②病棟運営の変化	①リリーフ態勢構築		
		③スタッフ育成の変化	①認定ナース		
		④その他			
	2．変化へのチャレンジ 3．看護部業績 4．経営参画度	⑤執筆・講義等依頼	①2セクション統括マネジメント ②コア・ケア・キュア理念達成に向けて教育プログラム再構築		
		⑥実習・研修フィールド依頼	①学習研究社『神経・消化器』		

脳
良く生きる

細胞系
たくましく

第3章　目標管理の徹底と実行によって得られた成果（結果）

2002年	2003年
マリアンナナーシングシステム（DNA） "変化に対応できる" 創造・変化し続ける組織 　　　　　　　特徴・強み強化 拡大会議をキーステーションとして発展させる ・ほかの会議との相違 　（問題をつくる） ・机上の会議→動く会議へ ・会議を通して管理スキルアップ 　チェンジ・エージェントとなる ステップ2	①アメーバのようにネットワークする！ ②クロスオーバーして部内から病院全体へ！ ③明日への準備を！ 　　特徴の表現→明確に　　＊ゴール：回復の促進→証拠の蓄積 　　　　　　　　　　　　　　　　　　　ケア・クリエーター 変化を求め，意味あるものとする， マリアンナウェイ（組織活性化サイクル） 看護の専門性を発揮できる仕組みづくり 　　　　　　　　　　　コア 　　　　　　　　　いのち 　　　　　　　ケア　　キュア ステップ3：マリアンナブランドへ
チーム学習：①意見交換（聴く） 　　　　　　②ディスカッション（述べる）⇒ 「最善」を導き出すプロセス ⇒多様な選択肢⇒意思決定⇒360度評価（上司・同僚・患者家族） ⇒チーム全体の所有へ⇒病院組織への貢献 ⇒コーチング⇒人事考課へ 　プリセプターシップ体制確立へ	
⇒形式知へ，そして暗黙知への相互変 　換作用による増幅 　　①個別の経験を→システムへ 　　②単なる逸話を→情報に 　　③技能を教え，学ぶことのできる 　　　方法の開発 ⇒フォーマルへ ⇒チームへ（看護部全体へ）⇒病院全体へ	ゴール：強力な組織⇒学習し続ける組織へ　＊病を通して学習する 　　　　　　　　　　　　　　　　　　　　　　　共に学ぶ！！ ①受動的→能動的 ②依存的→独立的 ③行動の単純化→行動の多様化 ④気まぐれな興味→深く強い興味 ⑤短期的見通し→長期的見通し ⑥従属的→対等 ⑦自己認識のなさ→自己認識 ⑧非難・反抗・対抗→建設的取り組み
⇒在院日数短縮達成 ⇒軌道に乗る ⇒MENコース活動　自主的活動推進	実践の質的向上！！ 定着率を高める！ 退職減少作戦スタート 2セクション統括マネジメント，見直し マリアンナメロディ 患者と共に喜べたか？
⇒部署増加，主任を伸ばす　　　　　　⇒	マリアンナストーリーとして残す→地域社会へ還元を キャリアセルフ・リライアンス・院内大学構想
①医学書院『明日に備える組織創り』 　　②照林社『マネジメントQアンドA』 　　　③南光堂『ナースのためのクイックリファレンス』	ちょっぴりゆとりを！ （有休5日獲得）

今，部長補佐会議は，明日の看護部のあるべき姿を目指して「創る問題」（**図2**）の検討に時間を割いている。このような会議ができるまでに，約2年を要した。この強力なチームが，3年目には看護部全体の師長の輪へとつながっていった。

2 広がるコミュニケーションの輪

病棟管理に悩んでいる師長がいると，気付いたほかの師長がかかわりを持ちながら，その情報を副部長に伝える。副部長は，資源としてかかわりを持ちながら，それらの情報を看護部長に伝える。看護部長は，必要時さりげなく師長をフォローする。このようなお互いの気付きによるコミュニケーションの輪が，あちこちで広がっている。コミュニケーションの輪が回り始めると，今まであまり表面に浮かんでこなかった事柄に対する意見が活発に飛び交い，情報交換がされるようになった。

目標管理は以前から行っていたが，形だけであった。それが今では，病院の経営，看護師の人的状況など，種々の条件はかなり厳しいにもかかわらず，目標を目指して生き生きと活動している。何かが変わった。組織全体が変わったのである。それらの組織文化の変化があったからこそ，目標管理に魂が入ったのである。

目標管理は「人」が主役であり，その主役を生かすためには，一人ひとりが貴重な資源であることを実感できる成熟したコミュニケーションが必須条件である。組織が何をしてくれるかではなく，自分が組織にいかに貢献できるかである。それを自覚した時，人は初めて「目標を目指して」成果を手に入れようと主体的に行動するのである。

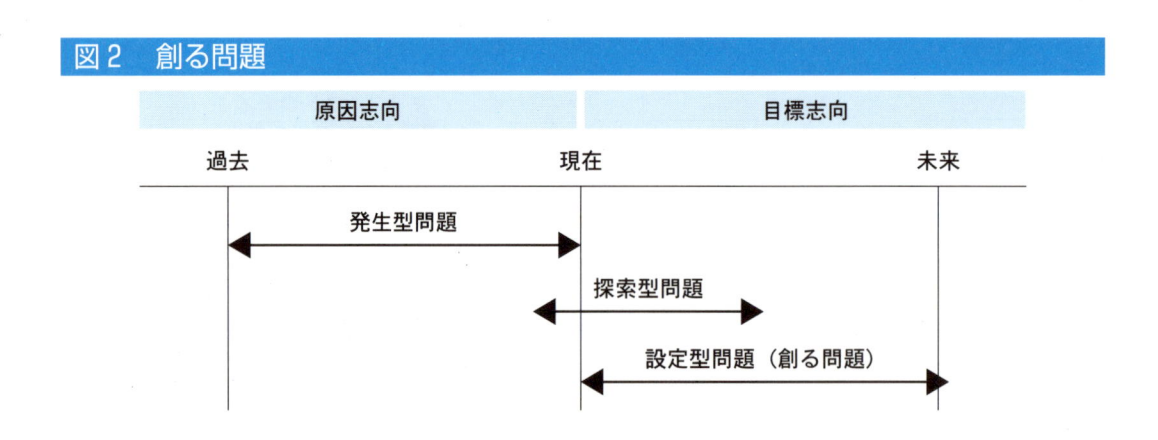

図2　創る問題

原因志向		目標志向	
過去	現在		未来
←発生型問題→			
	←探索型問題→		
	←設定型問題（創る問題）→		

3 目標管理のゴールは何？
―目的達成に向けて学習する組織の創造―

　目標管理はゴールではない。ゴールを手に入れるための方法である。
　それでは，私たちのゴールは何か。良質な看護の提供によって，患者の回復を促進することである（図3）。
　回復の促進は，何から評価するのか。それは，苦痛の軽減や不安の減少，あるいは安らかな死であったりする。さまざまな看護独自の質の指標をつくっていこう。
　目標管理のもう一つのゴールは，知性・開放性・革新性・道徳性の高さ，勇気，そして患者中心という看護師誰もが共通に願うものへの傾倒である。それはまた，「患者の回復に貢献できたか」という，自分たちが本当に目指している目標に向かって一歩一歩学習し続ける素晴らしいチームであることの証しである。
　今，チームの次なる変化を夢見て，次の3年計画を練っているところである。

図3　目標管理のゴール

学習する組織：素晴らしいチームになる！

◆チームの一人ひとりが深いレベルで変化している
1. 回復の促進（看護の成果を得る）
2. 新しい意識と感性
3. 目標を目指すチーム（チームの成長）

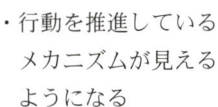

あなたの力を咲かせてください

目標管理によって
・行動を推進しているメカニズムが見えるようになる
・看護の質の向上
・スタッフの成長

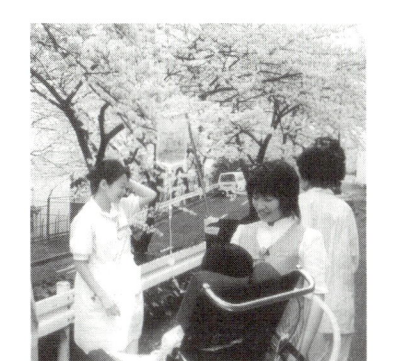

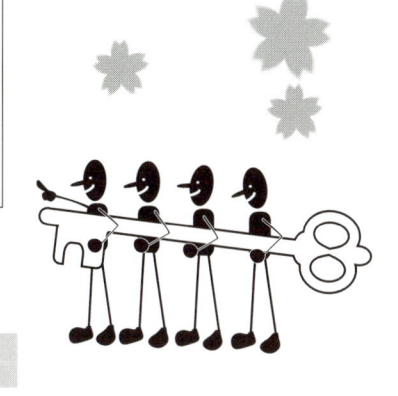

チームの力を結集！

Q&A

Q：セクショナリズム形成の問題はありませんか。
A：目的，メリット，考え方を説明し，段階を踏めばセクショナリズムの問題はないと思います。

Q：目標を立案したら評価は欠かせませんが，この評価基準が当院ではあいまいで，思い出目標になっている現状です。成果責任の中の課業の項目を評価基準と考えてもよいのでしょうか。
A：課業の項目は，成果を生む仕事をするための具体的な行動です。
目標の評価は，ゴール（達成結果）を決め，ゴールに対してどれだけ達成できたかを決定し，評価基準S，A，B，C，Dによって評価します。

Q：中間評価を行う時の注意事項があれば教えてください。
A：評価は，アクションプランごとに行います。中間評価では，すでに終了しているアクションプランと途中段階のものがあるので，終了しているものについてはゴールに対しての評価を，途中段階のものは具体的スケジュールの進捗を中心に，計画どおりに進んでいるかを評価します。

Q：目標アクションプランシートの開示についてはどのようになされているのでしょうか。
A：各セクション，委員会の目標アクションプランシートはファイルして，看護部で誰でも閲覧できるようにしてあります。
個人の目標アクションプランシートは，師長・主任で共有できるようにファイルしてあります。

聖マリアンナ医科大学病院看護部の
成果を導く目標管理の導入方法　　　　　　　　　　　　　　　〈検印省略〉

2004年2月20日発行　　第1版第1刷
2004年5月20日発行　　　　　　第2刷

著者：陣田泰子　北原和子　宮城領子　近藤昭子（聖マリアンナ医科大学病院 看護部）©
　　　　じんだやすこ　きたはらかずこ　みやぎりょうこ　こんどうあきこ

nιssoken

企　画：**日総研**グループ
代表　岸田良平
発行所：日総研出版

本部	☎ (052)483-7311　FAX (052)483-7336 〒453-0017 名古屋市中村区則武通1-38(日総研グループ縁ビル)	大阪	☎ (06)6262-3215　FAX (06)6262-3218 〒541-0053 大阪市中央区本町4-5-16(本町華東ビル)
札幌	☎ (011)272-1821　FAX (011)272-1822 〒060-0001 札幌市中央区北1条西3-2(井門札幌ビル)	広島	☎ (082)227-5668　FAX (082)227-1691 〒730-0013 広島市中区八丁堀1-23(ヴェル八丁堀)
仙台	☎ (022)261-7660　FAX (022)261-7661 〒980-0021 仙台市青葉区中央1-2-3(第一ビル)	福岡	☎ (092)414-9311　FAX (092)414-9313 〒812-0011 福岡市博多区博多駅前2-20-15(第7岡部ビル)
東京	☎ (03)5281-3721　FAX (03)5281-3675 〒101-0062 東京都千代田区神田駿河台2-1-47(廣瀬お茶の水ビル)	DTP	☎ (052)483-7340　FAX (052)483-7345 〒453-0017 名古屋市中村区則武通1-38(日総研グループ縁ビル)
名古屋	☎ (052)483-7281　FAX (052)483-7285 〒453-0017 名古屋市中村区則武通1-38(日総研グループ縁ビル)	流通	☎ (052)443-7368　FAX (052)443-7621 〒490-1112 愛知県海部郡甚目寺町上萱津大門100

・乱丁・落丁はお取り替えいたします。本書の無断複写複製（コピー）やデータベース化は著作権・出版権の侵害となります。
・この本に関するご意見は、ホームページまたはEメールでお寄せください。E-mail info@nissoken.com

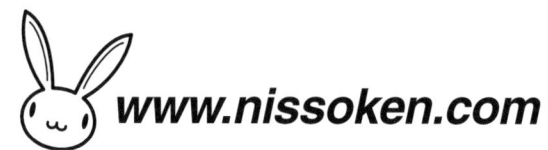

www.nissoken.com

ホームページに
メールアドレスを登録していただきますと，
新刊案内ニュースなどを
随時メール（無料）でお送りいたします。